小児気管支ぜん息
克服のポイントと具体的な支援方法を学ぶ

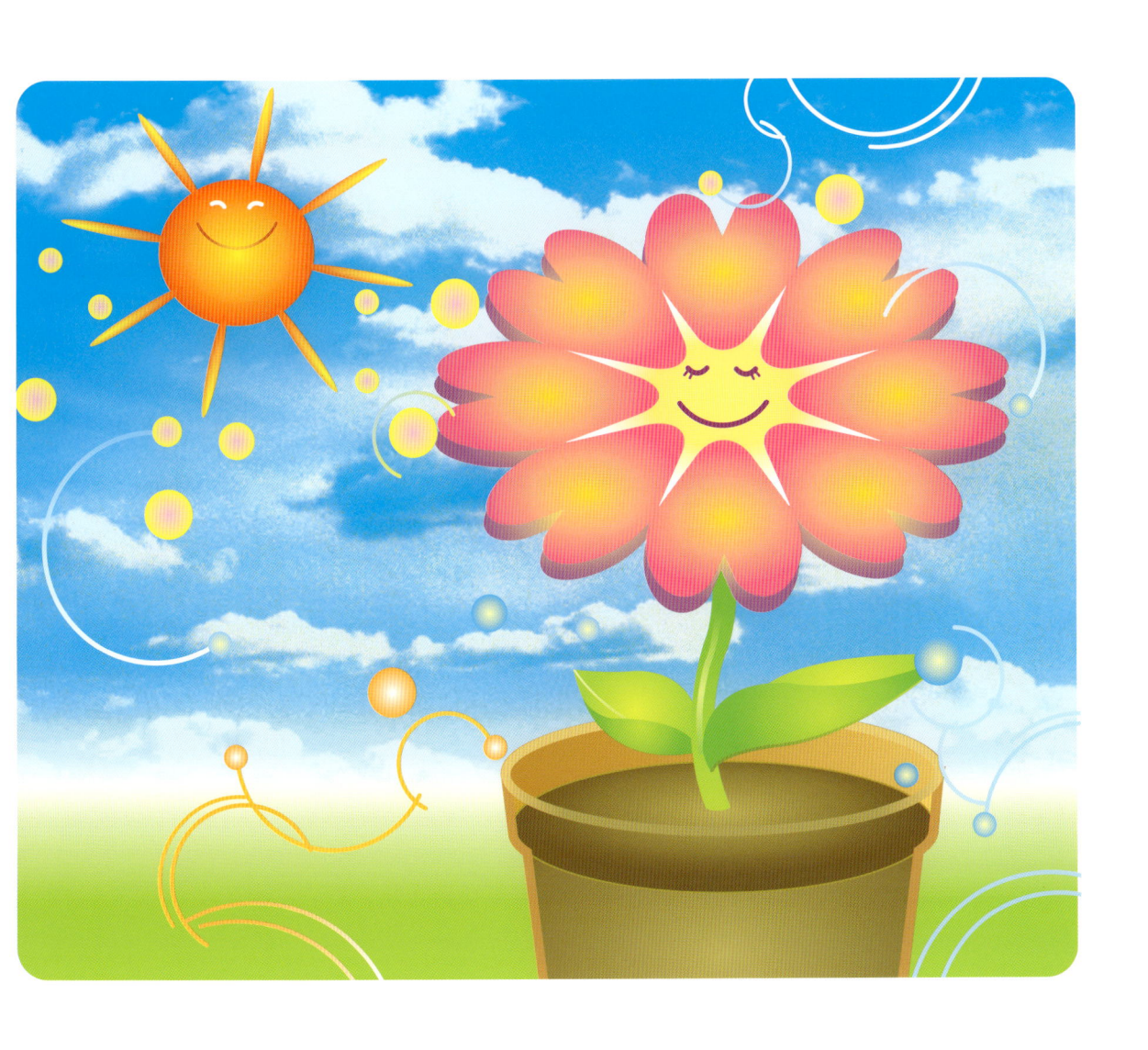

小児気管支ぜん息

もくじ

まえがき ……………………………………………………………………………… 5

Ⅰ 小児ぜん息治療の概要 …………………………………………………… 8

小児ぜん息発作の原因と治す力 …………………………………………… 10

1 体外環境を整えるポイント …………………………………………… 11
　体外環境と対策 ………………………………………………………… 12

2 体内環境を整えるポイント …………………………………………… 13
　体内環境と対策 ………………………………………………………… 13

3 環境整備のポイント …………………………………………………… 14

4 ダニ・カビ対策 ………………………………………………………… 15
　室内に生息する代表的なダニ ………………………………………… 16
　室内のカビ ……………………………………………………………… 16
　コラム Q & A 子どものぜん息と大人のぜん息の違い ……………… 17

Ⅱ ぜん息児の抱えている問題 …………………………………………… 18

1 ぜん息児の抱える問題点とその原因 ………………………………… 19
　ミニ知識 自律神経ってなあ〜に？？ ………………………………… 21

2 思春期の問題 …………………………………………………………… 23

Ⅲ ぜん息発作の程度と判定 ……………………………………………… 24

1 ぜん息発作を起こすしくみ …………………………………………… 24

2 ぜん息発作の程度 ……………………………………………………… 25
　ぜん息発作判定のめやす ……………………………………………… 26
　ぜん息症状と回数から判断する重症度 ……………………………… 28
　治療前の臨床症状に基づく発作型分類と治療ステップ …………… 28

3 ぜん息発作の程度と対応方法 ………………………………………… 29

3

Ⅳ 運動誘発ぜん息 …… 30

1 運動誘発ぜん息のメカニズム …… 31
運動誘発ぜん息に影響を与える因子 …… 32
2 運動をする時の注意、予防法、対応法 …… 33
3 ランニングをする時の注意事項 …… 35

Ⅴ 鍛練の内容 …… 36

1 腹式呼吸の意義と練習方法 …… 36
2 腹筋運動・背筋運動の方法 …… 38
3 皮膚の鍛練 …… 38
4 鍛練による効果 …… 40

Ⅵ 周囲の大人が子どもにかかわる時の基本的な姿勢 …… 43

支援の具体的内容 …… 43
1 家族が気遣い、努力して欲しいこと …… 44
2 本人が留意すること、努力して欲しいこと …… 45

Ⅶ 学校への連絡事項と対応 …… 46

学校が具体的に配慮する主な内容 …… 48
発作が起きた時の対応 …… 50

Ⅷ 校外学習への対応 …… 51

Ⅸ 家庭で用いるぜん息薬の働きと副作用 …… 53

長期管理薬 …… 53
発作時使用薬 …… 57
参考資料 …… 59
小児気管支ぜん息の長期管理に関する薬物療法プラン …… 60

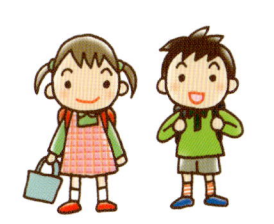

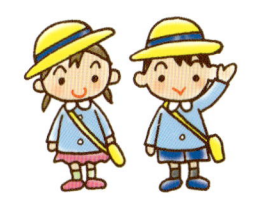

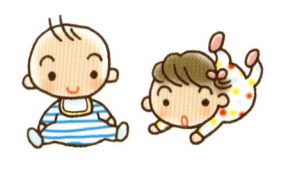

まえがき

　気管支ぜん息（以下「ぜん息」）という病気は、アレルギー反応によって引き起こされる炎症のために気管支が狭くなり、その結果息を吐くときにヒューヒュー、ゼーゼーと音がして呼吸が苦しくなる病気です。昔は小学校に入学する頃までには良くなると言われていたものでした。ところが現在では、なかなかそうもいきません。それでもさまざまな研究やアレルギーの炎症を抑える薬剤の開発によって、ぜん息はコントロールされやすくなってきています。しかしコントロールされやすくなったとは言え、ぜん息で困っていらっしゃるお子さんが減っているわけではありません。むしろ増えていることが報告されています。またコントロールされてはいても、ぜん息発作の不安を抱えながら日常生活をおくっているお子さんや、薬を使わなくて済むようになるための方法も分からないまま漫然と薬を使っているお子さんも少なくありません。

"薬を使わなくてもぜん息が起きなくなるためにはどのような取り組みをしたら良いのでしょう" "子どもにかかわる人たちは、家庭で、学校で、どのような配慮や援助をしたら良いのでしょう" "自分自身ではどのようなことに気を付けて毎日を送ったら良いのでしょう"
「ぜん息発作はアレルギーの炎症を抑える効果の最も強い薬で抑えれば良い。現在では効果が非常に強く副作用が少ない薬が開発されて、ぜん息の発作は抑えられるのだから、薬を上手に使うことだけを考えれば良いではないか。生活面の問題は放って置いても発作が治まれば自然に解決される。」そんな考えが主流のようです。しかし炎症を抑える作用が最も強い吸入ステロイドは、中止すると

また発作が起きるようになることが多いとの指摘もされるようになってきています。また燃え盛っている炎を例にとって考えてみましょう。炎を消すには、消火剤も必要かもしれませんが、燃える元になる可燃物や酸素を絶つこと、火種を無くすこと、そういうことも大切なのではないでしょうか。ぜん息も同じだと思います。消火剤に例えられる抗炎症薬で一度は火を消したとしても、火種や可燃物が残っていたのでは再び発火してしまいます。すると可燃物に例えられるアレルゲンを絶つことが一番重要なことで、次には火種に例えられる気道過敏性を無くすことが重要だということがお分かりいただけると思います。そしてこの気道過敏性を無くすためには、人間が本来持っている病気を治す力を発揮させることが必要になるのです。

　アレルゲンへの配慮は行われているでしょうか？　病気を治す力は健全でしょうか？　毎日の生活の中から衣食住を例にとって考えてみましょう。毎日の生活はとても便利になっています。一世代前、二世代前とは雲泥の差です。
　衣類は保温に優れたさまざまな素材のものが使われています。しかしそのことが皮膚に静電気を帯びさせ、痒みを誘発し、汗の発散を妨げていないでしょうか。夏バテやすぐ風邪を引きやすいなど、暑さや寒さ、季節や天候に順応して身体の内部を一定の状態に保つ機能が衰えていることはないでしょうか。

　食事は、電子レンジ、冷蔵庫、冷凍庫の普及により保存が利き、簡単に調理できるものが多くなりました。またお腹がすけばコンビニやファストフード店でいつでも手軽に空腹を満たすことができるようになりました。しかし肥満、糖尿病、高血圧などの増加や体力の低下が問題になってきています。身体を作る基になる食事に新鮮な食材が用いられているでしょうか。それぞれの家庭で、味つけや栄養素のバランスのとれた食事が摂れているでしょうか。
　住居は、気密性の高い、冷暖房効率の良い住宅になりました。しかし人間が快適に過ごせるようになった分、ダニなども繁殖しやすくなっています。また気密性の高い分だけ揮発性有機物質が室内にこもってしまい、シックハウス症候群と言われるような化学物質過敏症なども問題になってきています。エネルギーを燃

やし、身体をリフレッシュさせるための新鮮な大気は十分に取り入れられているでしょうか。

　子どもの遊びはどうでしょう。以前は放課後に友だちと一緒になって屋外で走り回って遊ぶのが当たり前でした。しかし現在は室内でテレビやテレビゲームをして、独りで時間を過ごすことが多くなっているようです。体格は大きくなったものの、体力が落ちていることが指摘されています。血液の循環が滞っていることはないでしょうか。骨や筋肉への刺激が少なくなり、運動による心地よい疲労と、それに伴う深い眠りがもたらす静と動の生活リズムが乱れてはいないでしょうか。

　このように生活は便利になりましたが、"便利になったことによって知らず知らずのうちに失っているものがありはしないか"、"本来備わっていた力が使わなくて済むようになったために衰えてきていることはないか"と振り返ってみる必要はないでしょうか。もしそのようなことに心当たりがあるならば、まず生活環境を見直してアレルゲンを取り除くことです。そして免疫系、自律神経系、内分泌系、呼吸循環器系、骨格筋肉系そのほかに適切な刺激を与えるような取り組みをして、本来持っている病気を治す力を取り戻すことです。そういうことの積み重ねが、薬でぜん息発作を抑えるのではなく、根本的にぜん息を起こさなくしていくことにつながります。

　本書に書かれているぜん息に対する取り組みは、この生活環境の見直しが主体です。施設入院療法を行った子どもたちは、適度な運動や皮膚への刺激を繰り返すことにより、生活リズムや体力、自信を取り戻し、たくましく元気になって薬も必要なくなっていくことを示してくれました。家ではできなかった取り組みを、先輩たちの取り組んでいる姿を目の当たりにして、勇気づけられ、実行したからです。本来子どもは病気を治す力を持っています。環境を整えることこそ、ぜん息の子どもを取り巻く大人の役割なのだと思います。ぜん息の発作を軽減させ、薬剤を中止する方向に向かうためのヒントとして本書を活用していただければ幸いです。

小児気管支ぜん息

Ⅰ 小児ぜん息治療の概要

治療の目標は「大人になるまでには縁を切ろう」

　ぜん息児を診る小児科医は、「大人になるまでにぜん息とは縁を切ろう」を目標に治療や援助を組み立てます。
　目標を達成するためには次のようなことが必要になります。
　　（1）昼夜を通じて発作がないこと。
　　（2）学校の欠席がないこと。
　　（3）スポーツも含め日常生活に支障がないこと。
　　（4）呼吸機能が安定していることなど。
（1）〜（4）のような毎日を送るためには……、
　　①アレルゲンや気道刺激物などを取り除き毎日の生活環境を整える。
　　②心身を鍛え、さまざまな体験を通して自信をつける。
　　③アレルギーの炎症を抑えるようその子どもにあった適切な薬剤を使用する。
といった大きな3本の柱を考えてみる必要があります。この3本の柱のどれが欠けても、3本足の椅子の一つでも足が欠けたら不安定なように、ぜん息の治療は不安定になってしまいます。

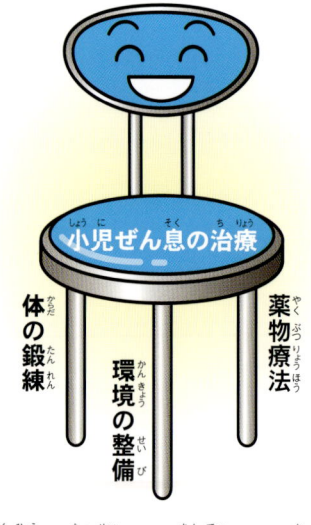

目標を達成する安定した治療　　　　　目標に達しない不安定な治療

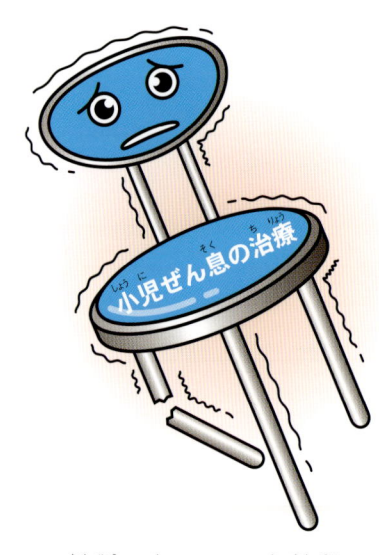

①の生活環境を整えるためには、吸入性アレルゲン、食物性アレルゲン、物理的気道刺激物、化学的気道刺激物を取り除くと同時に、子どもの心理面に影響を与える環境（家庭、学校、友人など）も整える必要があります。

②の心身を鍛え、自信をつけるためには、以下のような鍛練と言われているものに取り組むことが必要です。

1. 規則正しい生活をする。
2. 運動に取り組む場合の適切な方法を理解し、できるだけ運動の機会を多くする。
3. 冷水浴や冷水摩擦を行い、薄着の習慣をつける。
4. 気分の良い充実した毎日を送るために、今まで苦手としてきた事がらに対して、適切な対応方法を繰り返し練習し、少なくとも苦手意識がなくなるようにする。

これらの取り組みは、やるように言われたから、あるいはやらなければいけないからなどと、イヤイヤながら取り組んでもあまり効果的ではありません。積極的に前向きな気持で取り組み、取り組んだ後はゆったりとした気分や楽しめたといった充実感を感じられるように、交感神経と副交感神経をバランス良く働かせるようにすることが大切です。

③の適切な薬剤を使用するためには、主治医に何でも相談し、何故この薬が必要なのか、どんな点に注意したらよいかなどを納得したうえできちんと薬剤を使用していくことが必要です。自分勝手に薬を調節したり、薬を使用しなかったりすると主治医は適切な治療計画を立てることができません。

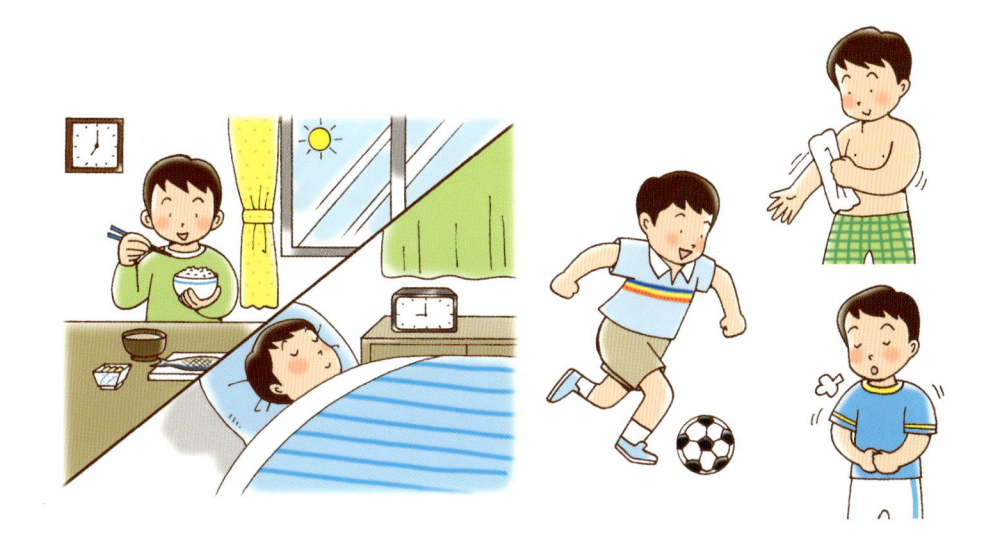

小児ぜん息発作の原因と治す力

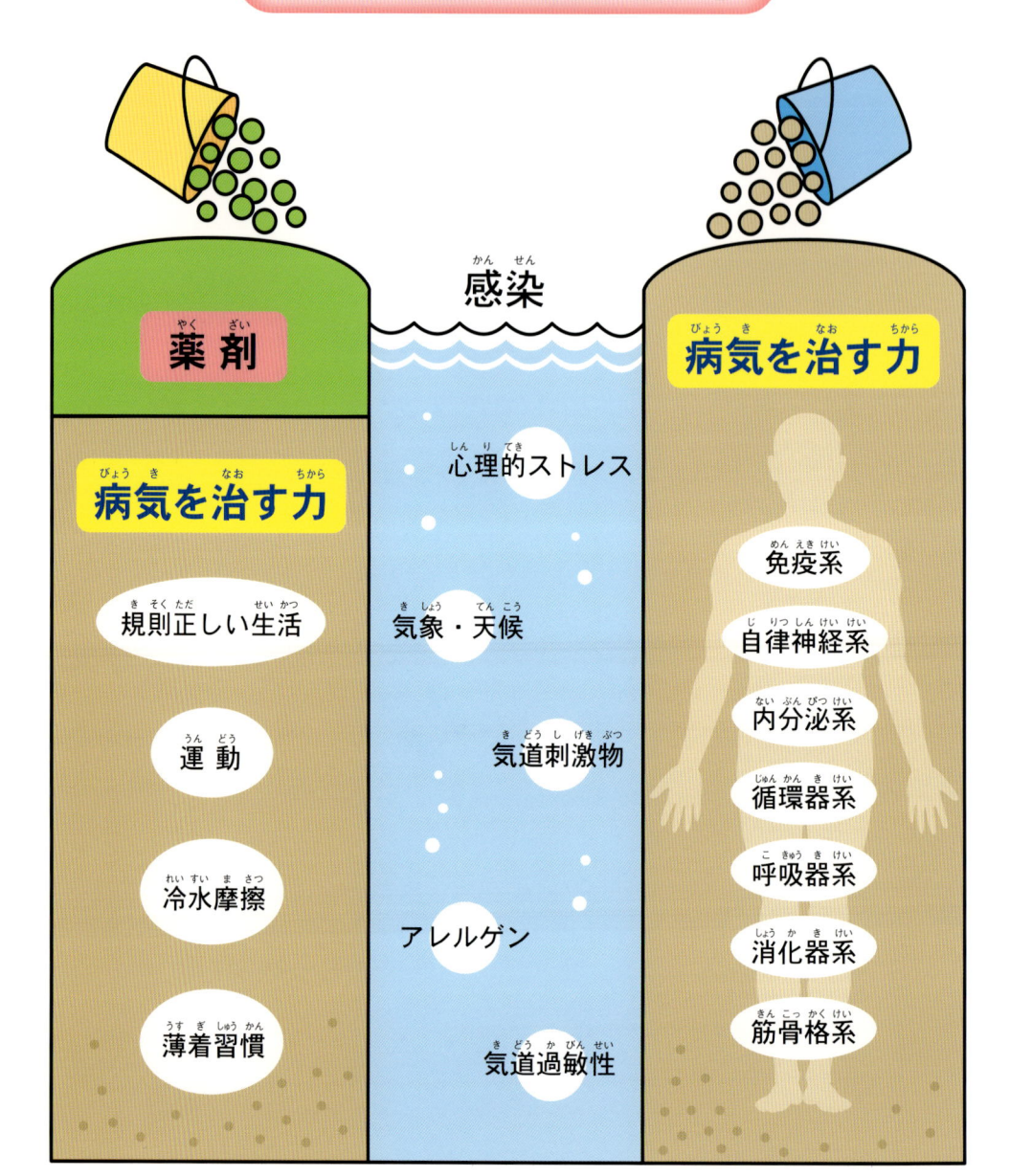

薬剤

感染

病気を治す力

病気を治す力
- 規則正しい生活
- 運動
- 冷水摩擦
- 薄着習慣

- 心理的ストレス
- 気象・天候
- 気道刺激物
- アレルゲン
- 気道過敏性

- 免疫系
- 自律神経系
- 内分泌系
- 循環器系
- 呼吸器系
- 消化器系
- 筋骨格系

ワンポイントアドバイス

あなたはどの方法を選びますか？

病気を治すには
① 川の流れを少なくする
② 土手を高くする

土手を高くするには
① 薬剤で防ぐ
② 病気を治す力を高める

1 体外環境を整えるポイント

　整えなければならない身体の外の環境としては、体内に入りこみアレルギー反応を起こすことにより発作を起こすアレルゲンと、気道を刺激して咳嗽（せき）を起こしたり、アレルギー反応とは別の作用で発作を起こす気道刺激物があります。

　アレルゲンには、空気中に含まれ呼吸することにより体内に入ってくる吸入性アレルゲン、食物中に含まれ食べることにより体内に入ってくる食物性アレルゲンがあります。

　気道刺激物には、自律神経に影響を与えて発作を起こす物理的なものと、直接気道に作用する化学的なものとがあります。

　またウィルスや細菌なども気道に感染を起こすことによって発作を誘発します。さらに子どもにとってストレスとなる親子関係、友人関係、学校での問題などの心理的な因子も発作を誘発してしまいます。

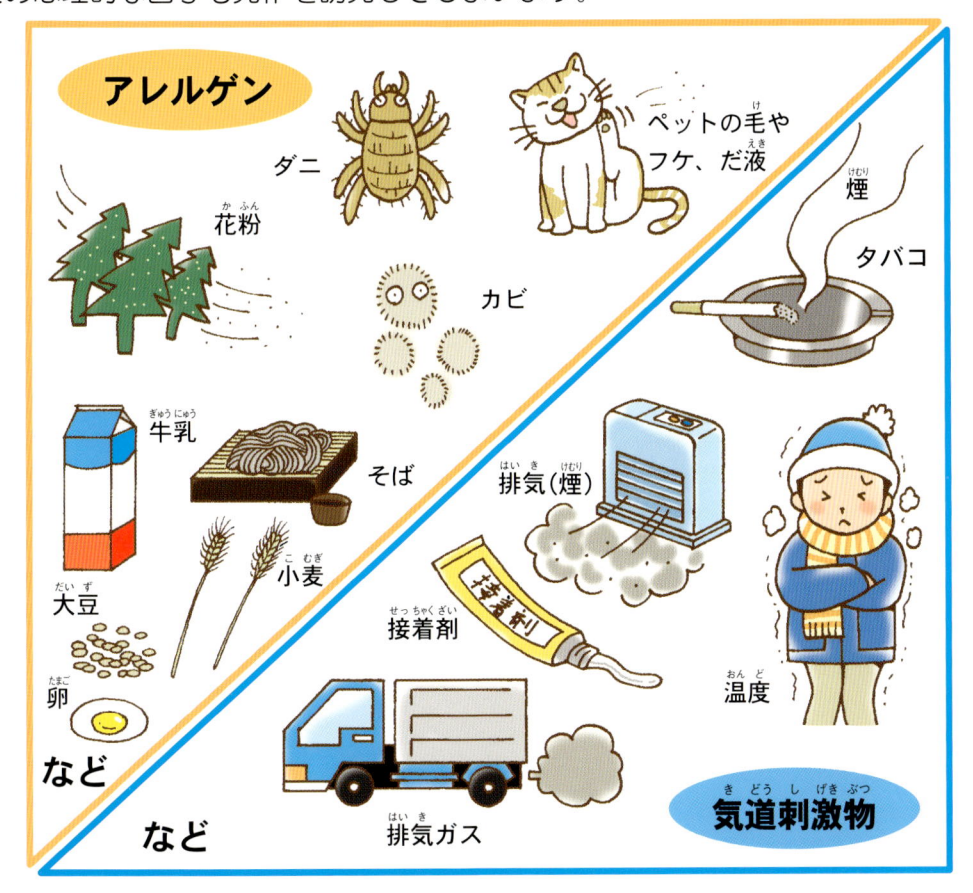

アレルゲン
- ダニ
- ペットの毛やフケ、だ液
- 花粉
- カビ
- 牛乳
- そば
- 大豆
- 小麦
- 卵
- など

気道刺激物
- 煙
- タバコ
- 排気（煙）
- 接着剤
- 温度
- 排気ガス
- など

体外環境と対策

体外環境	対策
アレルゲン ■ 吸入性 　家のほこり、ダニ、花粉、ペット、カビなど。 ■ 食物性 　卵、牛乳、大豆、小麦、そば、米など。	● 掃除などで環境を整える。 ● 原因物質を特定した後、一定期間その食物を除去する。
気道刺激物 ■ 物理的 　温度、湿度、気圧など。 ■ 化学的 　ディーゼル排気ガス、タバコ、煙、線香、花火、接着剤など。	● 心身の鍛練により影響を受けなくなるようにする。 ● 換気を行い、室内環境を整える。
■ 心理的ストレス 　家族、友人、学校など。	● 正しい理解と協力を得る。
■ 細菌、ウィルス	● 人ごみをできるだけ避ける。 　うがい、手洗いの励行。

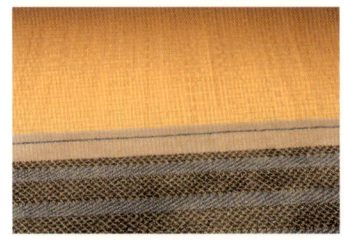

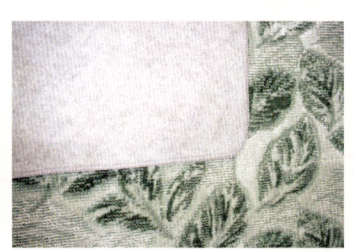

× たたみの上のカーペット　　× カーペットの上のホットカーペット　　○ ふとんの日光干し

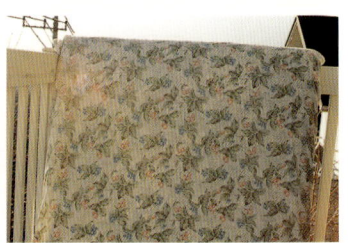

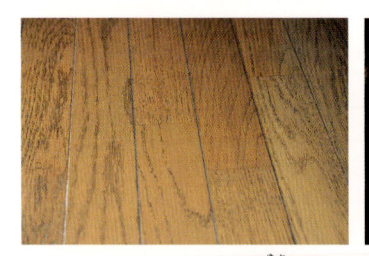

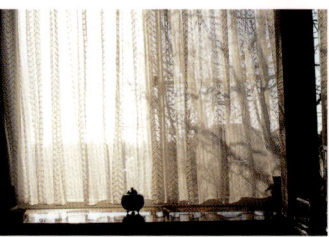

○ フローリングの床　　○ 洗濯しやすい素材のカーテン　　○ ブラインド

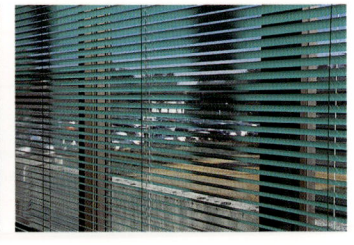

×印はなるべく避けた方がよい環境。○印は望ましい環境。

2 体内環境を整えるポイント

　整えたい体内の環境には、アレルギー体質、気道過敏性、心理的な因子などがあります。
　心理的なストレスは自律神経を介して気道過敏性を亢進させてしまいます。
　アレルギー反応と気道過敏性が結びついてぜん息発作は起きます。したがってたとえアレルギー反応が起きていたとしても、気道過敏性が改善していればぜん息発作は起きません。逆に気道過敏性が改善していなくても、アレルギー反応が起きないような状態になっていたり、気道刺激物が気道に作用しなければぜん息発作は起きません。
　しかしいちばん望ましいのは、アレルギー反応が起こらないような状態が保たれ、気道過敏性も改善している状態です。

体内環境と対策

体内環境	対策
■アレルギー体質 アレルギー炎症をおこしやすい免疫システム。	●抗アレルギー薬の使用。
■気道過敏性 自律神経系のアンバランス。 内分泌系の失調。 気道粘膜の損傷。	●心身鍛練により調整を図る。 ●心身鍛練により活性化を図る。 ●発作の起きない状態を継続して、気道粘膜を修復させる。
■心理的な因子 自信が持てない。 不安・暗示、対人関係。	●やり遂げることによって自信を獲得する。 ●体験、練習により不安を克服する。 ●自己主張の練習、相手の言い分を聞く練習をする。

小児気管支ぜん息

3 環境整備のポイント

室内環境	対策
寝具	防ダニ布団の使用、高密度繊維布団カバーの使用およびこまめな洗濯、日光干し、加熱・乾燥、殺菌ランプによる処理。掃除機を用いた集塵。
じゅうたん	使用しないことが望ましい。フローリングに貼り替える。ホットカーペットもできる限り使用しない。
ソファ	布製のものは使用しない（革製か合成皮革のものを使用する）。
ぬいぐるみ	処分することが望ましいが、情操面から必要な場合には洗濯のできるものを少数にとどめる。
家具	数を減らす。扉をつける。埃が溜まらないように家具の上に隙間を空けない。掃除のしやすさを考え、家具の上に物を置かない。移動できるようにして、家具の裏を掃除しやすくする。
カーテン	ブラインドに替える。洗濯しやすい素材のものにする。
ペット	イヌ、ネコ、ハムスターなど毛の生えたペットは飼わない。
掃除機	フィルター付きで集塵袋も二重になったものが望ましい。
鉢植え	室内に置かない。
洗濯物	室内に干さない。
暖房器具	石油やガスなど化学物質の発生する器具は室外換気型が望ましい。
建材	揮発性有機化合物を含有するものは避ける。
タバコ	受動喫煙を避ける（家族が室内で喫煙をしない）。

（日本小児アレルギー学会作成「小児気管支喘息治療・管理ガイドライン2002」より）

4　ダニ・カビ対策

室内環境	対策
乾燥器・除湿器	室内相対湿度を60％以下とする。
室内の清掃	ダニは新築の家屋でも多く、掃除を念入りにするために1週間はできるだけ毎日、たたみ一畳あたり1分間を目安に掃除機をかける（週に1回20秒～30秒の掃除機かけにより、4週～5週でダニ数は1／10になる）。 一度ダニを減少させれば、その後はていねいな掃除は週に1度でもよい。
布団の清掃	週に1度、天日あるいは乾燥器にかけた後、1㎡あたり1分間寝具の両面に掃除機をかける（布団用アタッチメント使用の場合は吸い付かない工夫をしている分、吸引力が弱いので片面2分間吸引）。 可能であれば時々布団を丸洗いをするとダニが減少する。 場合によっては防カビ、防虫紙、高密度布団カバーを用いる。
薬剤の使用	ダニ：ダニ・シート、フェニトロチン カビ：カビ取り剤（アルコール、次亜塩素酸ナトリウム） ※防カビ剤（サイアベンダゾール）は中毒の危険があるので要注意。

（喘息予防・管理ガイドライン　1998）「一部改め」

小児気管支ぜん息

室内に生息する代表的なダニ

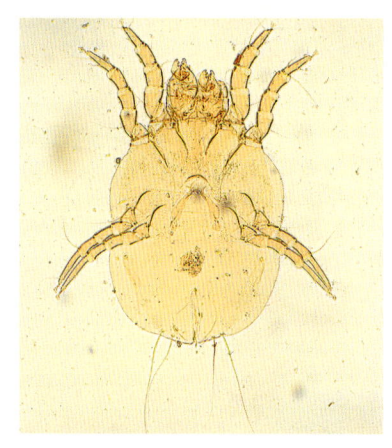

コナヒョウヒダニ

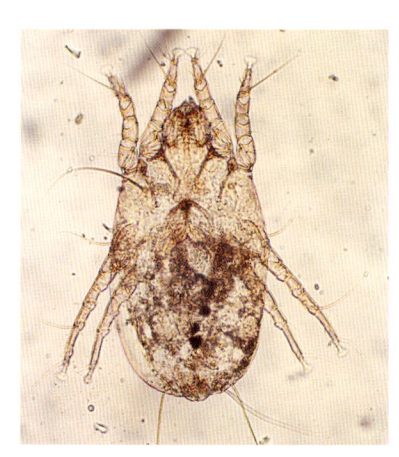

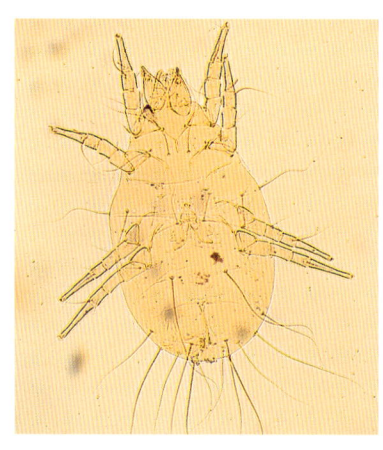

ヤケヒョウヒダニ

ケナガコナダニ

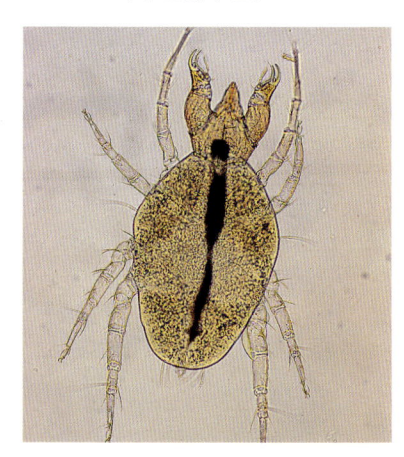

クワガタツメダニ

提供：前・東京医科歯科大学助教授　篠永　哲先生

室内のカビ

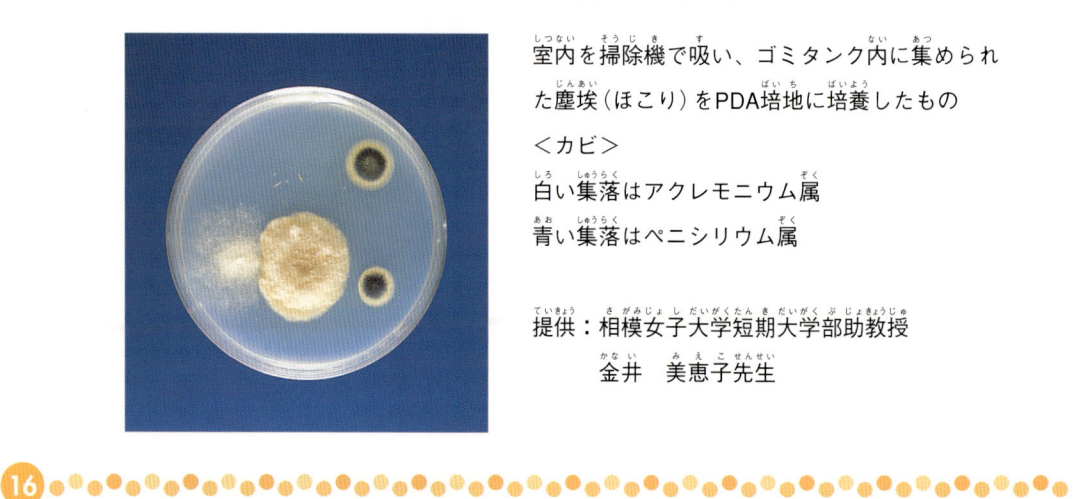

室内を掃除機で吸い、ゴミタンク内に集められた塵埃（ほこり）をPDA培地に培養したもの
＜カビ＞
白い集落はアクレモニウム属
青い集落はペニシリウム属

提供：相模女子大学短期大学部助教授　金井　美恵子先生

コラム Q&A 子どものぜん息と大人のぜん息の違い

Q 子どものぜん息と大人のぜん息はどこが違うのでしょう？

A1 子どものぜん息は、体内にアレルゲンが入り、アレルギー反応によって起きるぜん息発作の多いのが特徴です。

A2 大人のぜん息の場合は、子どものときから引き続いて発作が起こっている人は少なく、むしろ大人になって初めてぜん息発作を起こす人の方が多いのです。
大人になって初めて発作を起こす人は、感染型と呼ばれる気管支などの気道（空気の通り道）に炎症が起こり、それが原因でぜん息発作を起こします。また、気管支拡張症や肺気腫など、気管支ぜん息が原因となり二次性の合併症を起こすことが多いのも特徴です。

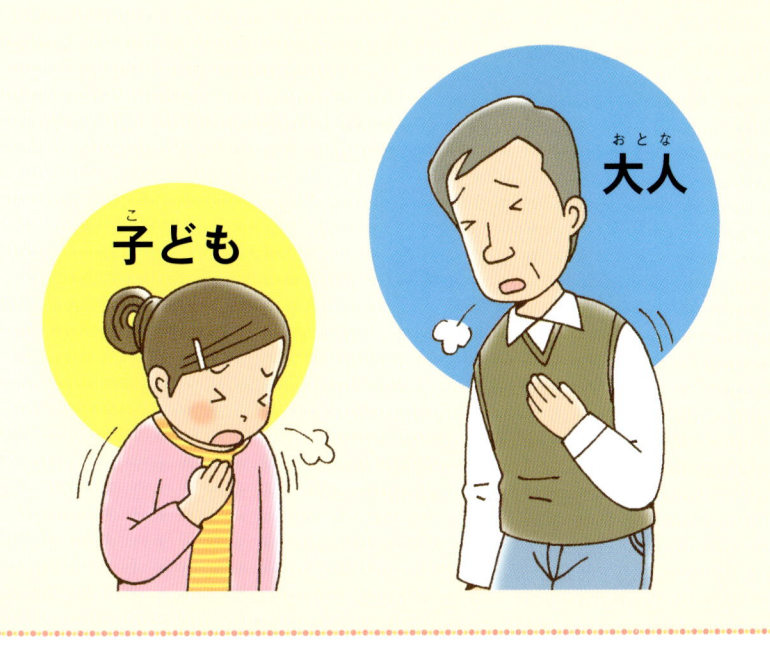

子ども

大人

小児気管支ぜん息

II ぜん息児の抱えている問題

　子どもたちを取り巻く社会はぜん息児に限らず、外遊びや運動、スポーツに参加する環境や機会が少なくなっており、その結果運動不足を招いていることが指摘されています。
　運動、スポーツなどを日常の生活の中に取り入れることは心身の発育や発達の促進、体力の向上、ストレス解消、生活習慣病の予防のうえで重要なことを保護者も教師も十分に理解し、率先して勧めて欲しいものです。
　ところが、ぜん息児の場合は医師や教師が"運動誘発ぜん息"という現象を正しく認識し、適切なアドバイスを与えていないことが少なくありません。そのため日常診療、学校教育の場面において制限が加えられ、運動の機会がさらに失われかねません。

資料　学校種別　ぜん息児の推移

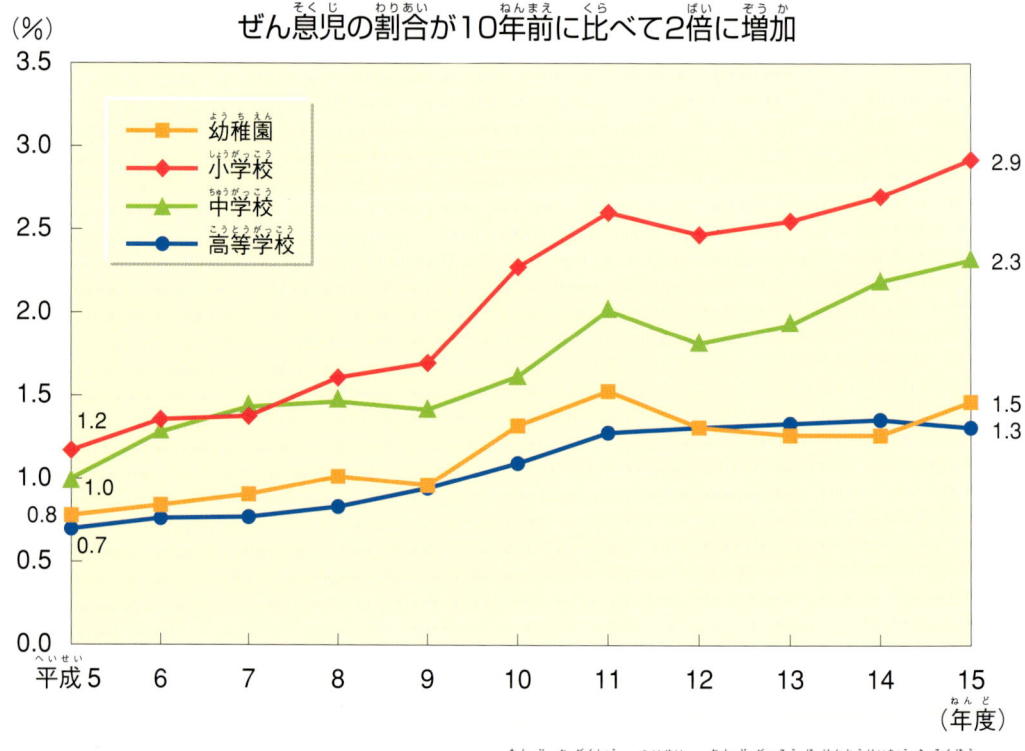

ぜん息児の割合が10年前に比べて2倍に増加

（％）
- 幼稚園
- 小学校
- 中学校
- 高等学校

平成5年：小学校 1.2、中学校 1.0、幼稚園 0.8、高等学校 0.7
平成15年：小学校 2.9、中学校 2.3、幼稚園 1.5、高等学校 1.3

（文部科学省　平成15年度学校保健統計調査速報より）

1 ぜん息児の抱える問題点とその原因

1．運動不足の原因

運動誘発ぜん息の存在。
運動嫌い。
運動能力に自信が持てない。
テレビを観る時間が多い。
車の通行量が多くて危険。
勉強・塾に忙しい。
遊ぶ方法を知らない。
誰も遊びの大切さを教えない。
歩く機会が少ない。

保護者が運動を働きかけない。
友だち、仲間が少ない。
外遊びの時間が少ない。

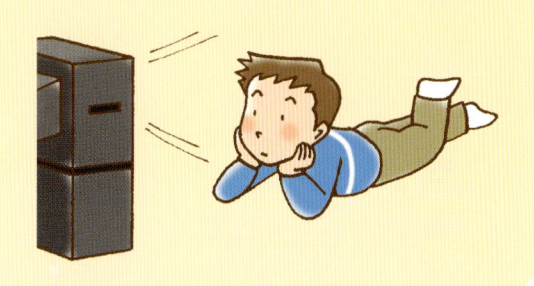

2．不安の原因

発作がいつ起こるかという不安。
薬の副作用への不安。
将来の見通し（予後）への不安。

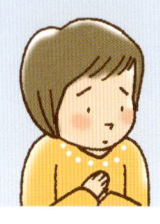

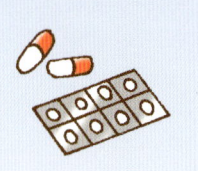

3．学校の問題

学習の空白。
友人関係。
教師の理解、支援。

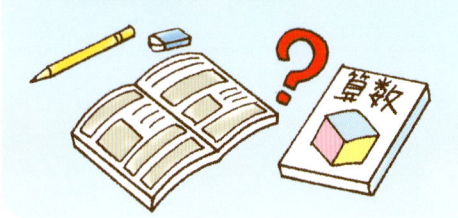

4．自律神経失調症状があらわれる

春、秋に発作が多い。
気圧、気温、湿度の変動で発作が起きる。
乗り物酔い、湯あたりなどを起こしやすい。
頭痛、腹痛、吐き気、嘔吐を起こしやすい。
立ちくらみ、長時間立っていると気分が悪くなる。

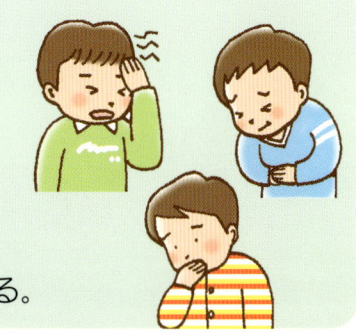

5．家族の問題（植物の世話に例えてみると）

溺　愛：肥料を与えすぎて、根腐れしてしまう状態。
過干渉：試行錯誤をする前に、初めから剪定してしまう状態。
過保護：いつまでも温室の中で育てようとする状態。
放　任：日頃から面倒をみないので害虫に弱く、存分に発育できない状態。
不一致：統一された考えの基に肥料や水などが与えられていない状態。

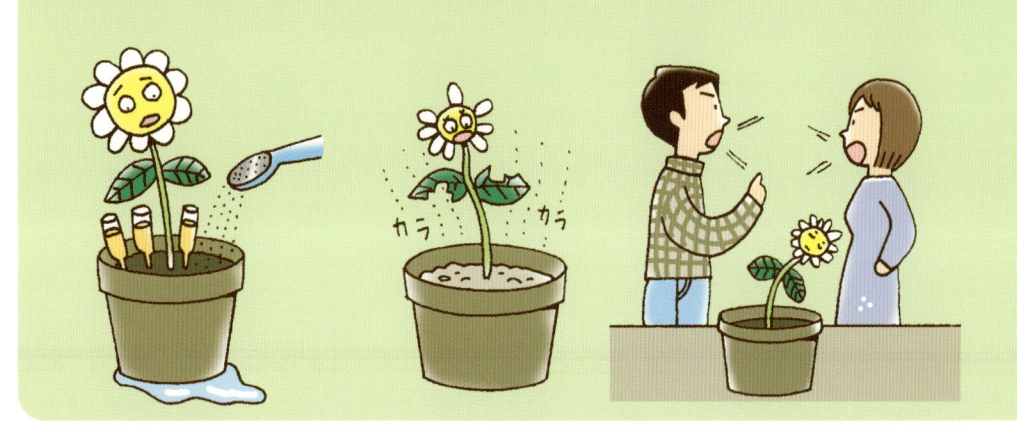

6．生活習慣

発作や自律神経のアンバランスから夜型生活になり、早朝が苦手。
運動誘発ぜん息などの問題からテレビ、テレビゲーム、マンガに偏る。
友人、家族関係のゆがみから日常生活におけるさまざまな経験が乏しい。
物質的な刺激の多い生活環境に置かれている。
（依存心が強く、自発性、計画性、耐性、社会性に問題が生じる。）

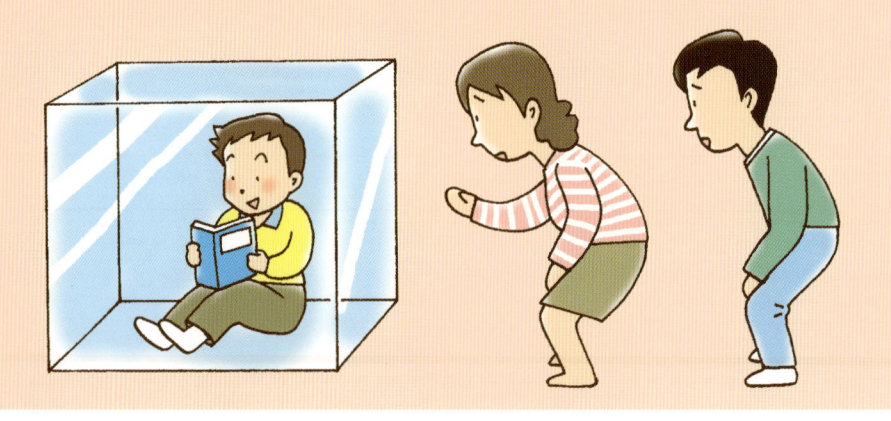

ミニ知識

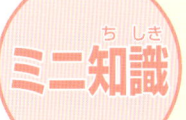

自律神経ってなあ～に？？

自律神経の働きとリズム

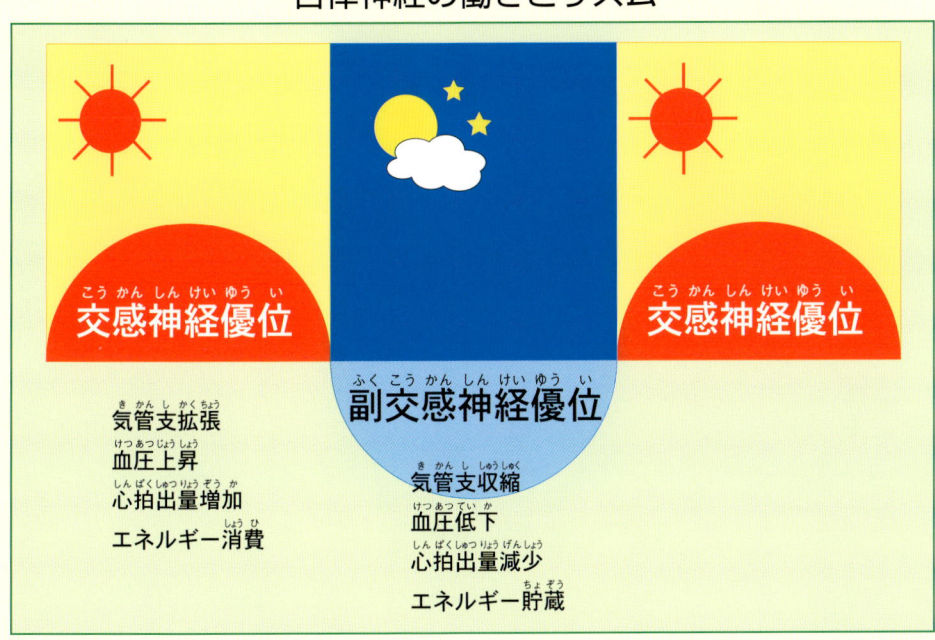

交感神経優位
- 気管支拡張
- 血圧上昇
- 心拍出量増加
- エネルギー消費

副交感神経優位
- 気管支収縮
- 血圧低下
- 心拍出量減少
- エネルギー貯蔵

交感神経優位

　自律神経には交感神経と副交感神経があります。この二つの神経はまったく反対の働きを持ち、バランスよく機能することで、私たちの身体の諸器官をうまく調節しています。
　交感神経は諸器官の働きを活発化（促進）させます。仕事や学習、運動など活動をする時に心身に良い緊張感を与えて、昼間の活動にいちばん良い状態をつくります。
　副交感神経は緊張感を抑え、活動によって失われたエネルギーを身体に貯えて疲労回復を図り、リラックスした状態に整えてくれます。
　不規則な生活習慣や運動不足が続くと、この二つの神経のバランスが崩れ心身のコンディションがうまくとれなくなります。こうなると、いつ、どのように心身のコンディションを整えてよいのか判断できず、どちらの神経も働きが悪くなります。この状態をいわゆる自律神経失調症といいます。

心身のバランスを保つ規則正しい生活を送りましょう

自律神経の働き

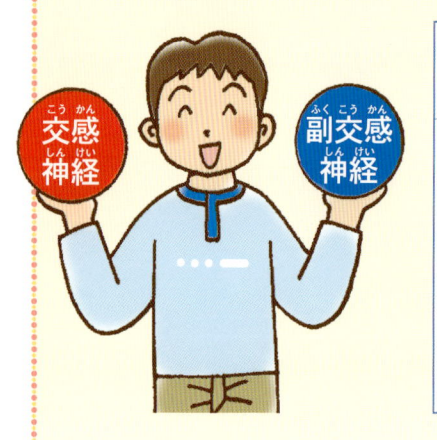

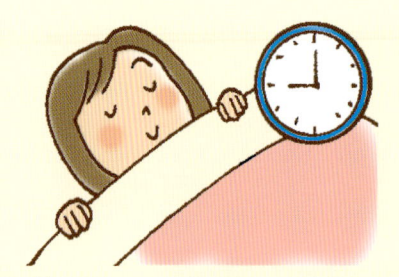

器官	交感神経	副交感神経
心臓	促進	抑制
胃・腸の運動	抑制	亢進
胃・腸の分泌	抑制	亢進
副腎	アドレナリン分泌(+)	(－)
気管支	拡張	収縮

交感神経　副交感神経

早寝

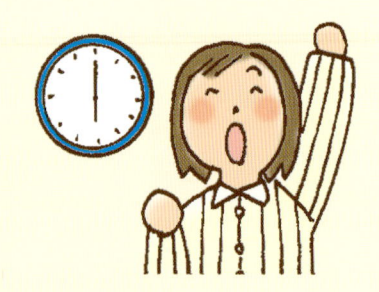

早起き

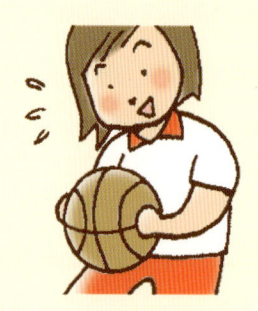

運動いい汗

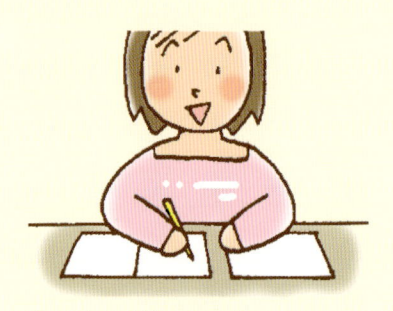

授業イキイキ

2　思春期の問題

　小児ぜん息は思春期に一致してぜん息死が多く、その理由として次のようなことが考えられています。

1．服薬率の低下
　それまでは保護者の主導で治療がなされていたが、精神的な発達にともない治療が本人に移動（任される）するため、本人に病気や治療法についての正しい認識が乏しい場合に、服薬がおろそかになることが多いのです。

2．受診回数の低下
　学業や仕事の質や量に増加が起こる時期なので、診療時間内（日中）に定期的に受診することが難しくなります。

3．病態の質的変化の認識不足
　それまでと違い、気管支に器質的な変化や合併症が起こってくる"成人ぜん息"へ移行しつつあることや、薬物治療に対しての反応が悪くなっているという認識が持てないでいること、また実際に主治医から指導が十分になされていないことが多いのです。

4．小児病棟にも内科病棟にも不適合
　思春期・成年期病棟を有している医療施設が少なく、小児科医と内科医による治療管理方法の違いがあり、小児から成人への治療法の変化がスムーズにいかないという問題点があります。

5．実質的な単身所帯化
　親子関係、友人関係、学業、進学、就職などに関連する心理的・社会的ストレスが多く、生活が乱れやすくなります。また、補助、助言者の不在、あるいは助言者がいてもそれを拒否することが受診の遅れをきたしやすくしています。

（日本小児アレルギー学会作成「小児気管支喘息治療・管理ガイドライン2002」より）

小児気管支ぜん息

Ⅲ ぜん息発作の程度と判定

　ぜん息の発作には喘鳴（呼吸時にゼーゼーすること）を認めるだけで、他には何の症状もみられない小発作から、動けなくなるほど呼吸困難が強くチアノーゼ（顔色、爪の色が悪くなること）を起こす大発作まであります。

1 ぜん息発作を起こすしくみ

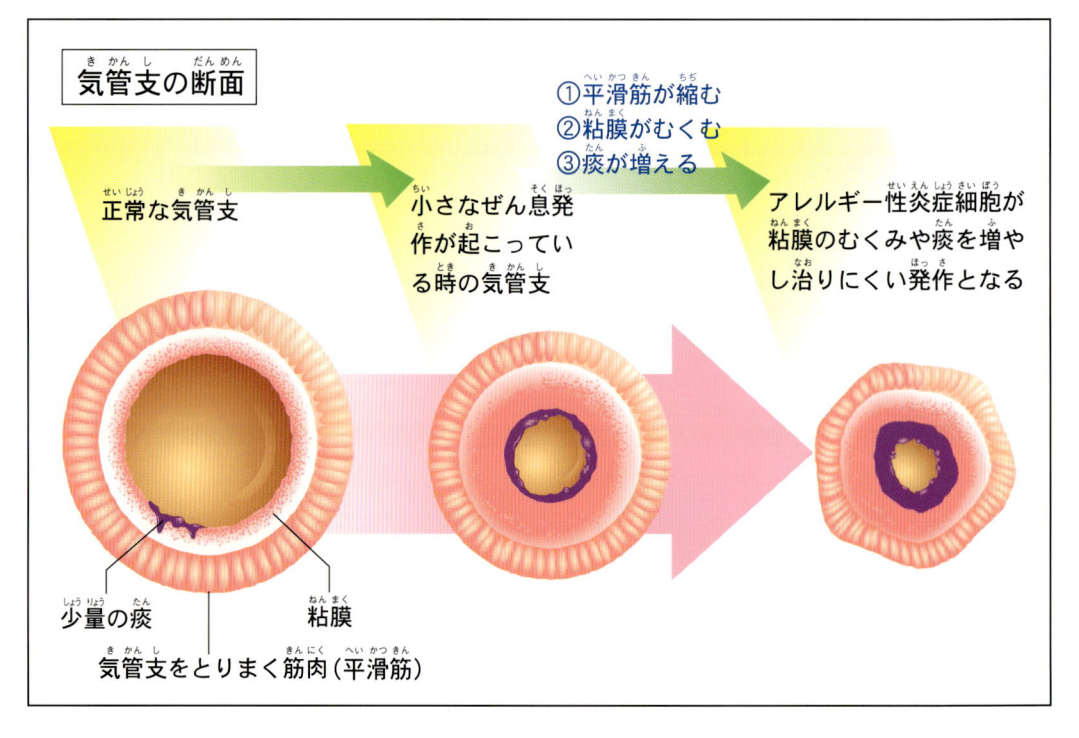

気管支の断面

正常な気管支 → 小さなぜん息発作が起こっている時の気管支 → アレルギー性炎症細胞が粘膜のむくみや痰を増やし治りにくい発作となる

①平滑筋が縮む
②粘膜がむくむ
③痰が増える

少量の痰　粘膜　気管支をとりまく筋肉（平滑筋）

　上図のようなしくみによって、ぜん息発作が引き起こされるため、発作時に喘鳴や呼吸困難がみられるのです。発作時には、気管支を拡張して呼吸を楽にするための気管支拡張薬が用いられます。
　しかし、身体の中では、25頁にあげる表のような現象がおこっていますので、気管支を拡げるだけでなく、全身の状態への配慮を忘れないようにしましょう。

発作の時に身体の中で起きていること

- 気管支　　　　　　　　気管支平滑筋の収縮
　　　　　　　　　　　　喀痰の分泌亢進
　　　　　　　　　　　　気管支粘膜の浮腫（むくみ）
- 血液　　血液ガス　　　酸素の低下、炭酸ガスの蓄積
　　　　　pH　　　　　　酸血症（血液が酸性に傾く）
　　　　　水分　　　　　脱水（血液の粘度が増す）
- 心臓　　　　　　　　　血液を押し出す負荷が余分にかかっている
　　　　　　　　　　　　酸素が不足しているので疲労している

2 ぜん息発作の程度

　ぜん息発作はその程度から小発作、中発作、大発作に分けられます。大発作がさらに重くなるとゼーゼー、ヒューヒューが小さくなり、意識障害を招き呼吸不全という危険な状態に陥ります。

　26～27頁に示した発作の程度と症状を保護者や教師らがよく覚えておくと、ぜん息児の健康観察に役立つうえに、発作を起こした時に慌てず適切な対応をとることができます。

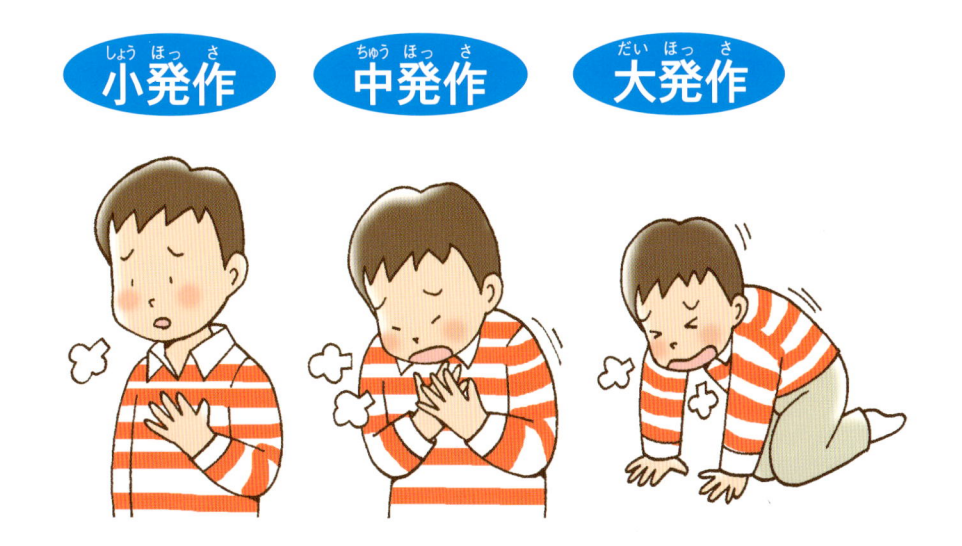

小発作　　中発作　　大発作

ぜん息発作判定のめやす

観察項目	程度と症状	小発作	中発作
呼吸の状態	喘鳴	軽度（ゼーゼー）	明らか（ゼーゼー）
呼吸の状態	陥没呼吸 呼吸時に●色の部分が引っ込む状態	無し〜軽度	明らか
呼吸の状態	呼気延長	無し	有り
呼吸の状態	起座呼吸	無し	有り（少しの時間なら横になれる／背もたれがあると横になれる）
呼吸の状態	チアノーゼ	無し	無し
呼吸の状態	呼吸数	軽度増加	増加
呼吸困難感	安静時	無し	有り
呼吸困難感	歩行時	軽度（スタスタと歩ける）	著明（ノソノソとしか歩けな）
生活の状態	会話	普通（ペラペラ話ができる）	やや困難（ボソボソ）
生活の状態	食事	やや低下（パクパク）	困難（少ししか食べられな）
生活の状態	睡眠	眠れる（スヤスヤ）	時々目覚める（ウーン）
生活の状態	機嫌	良い	やや悪い
生活の状態	咳嗽	軽度	多い
意識障害	興奮状態	正常	やや興奮
意識障害	意識低下	無し	無し

小児気管支ぜん息

	大発作		呼吸不全	
	著明（ゼーゼーゼー）		減少または消失	または
	著明		著明	
	明らか		著明	
	有り（横になれない）		有り（横になれない）	
	有り		顕著	
	増加		不定	
	著明		著明	
	歩行困難		歩行不能	
	とぎれとぎれ		不能	
	不能		不能	
	障害される（苦しい）		障害される（苦しい）	
	悪い		悪い	
	激しい		激しい	
	興奮		錯乱	
	やや有り		有り	

（日本小児アレルギー学会作成「小児気管支喘息治療・管理ガイドライン2002」より）

小児気管支ぜん息

ぜん息症状と回数から判断する重症度

治療前の臨床症状に基づく発作型分類と治療ステップ

発作型	症状ならびに頻度	治療ステップ
間欠型	・年に数回、季節性に咳嗽、軽度喘鳴が出現する ・時に呼吸困難を伴うこともあるが、$β_2$刺激薬の頓用で短期間で症状は改善し持続しない	ステップ1
軽症持続型	・咳嗽、軽度喘鳴が1回／月以上、1回／週未満 ・時に呼吸困難を伴うが持続は短く、日常生活が障害されることは少ない	ステップ2
中等症持続型	・咳嗽、軽度喘鳴が1回／月以上、毎日は持続しない ・時に中・大発作となり日常生活や睡眠が障害される	ステップ3
重症持続型1	・咳嗽、軽度喘鳴が毎日持続する ・週に1〜2回、中・大発作となり日常生活や睡眠が障害される	ステップ4-1
重症持続型2	・重症持続型1に相当する治療を行っていても症状が持続する ・しばしば夜間の中・大発作で時間外受診し、入退院を繰り返し、日常生活が制限される	ステップ4-2

（日本小児アレルギー学会作成「小児気管支喘息治療・管理ガイドライン2002」より）
※治療ステップとは：巻末資料60〜62頁参照

3 ぜん息発作の程度と対応方法

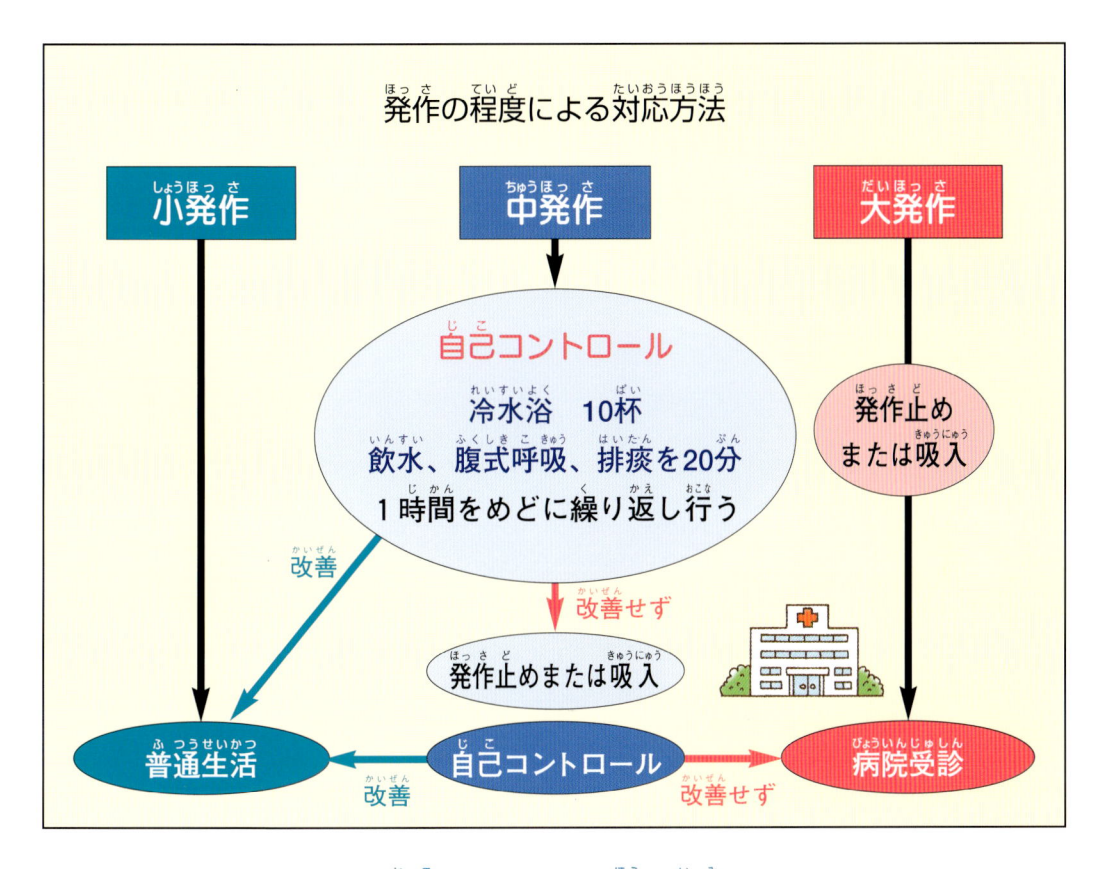

発作の程度による対応方法

小発作 → 普通生活

中発作 → 自己コントロール
- 冷水浴　10杯
- 飲水、腹式呼吸、排痰を20分
- 1時間をめどに繰り返し行う

改善 → 普通生活
改善せず → 発作止めまたは吸入 → 自己コントロール → 改善：普通生活 / 改善せず：病院受診

大発作 → 発作止めまたは吸入 → 病院受診

自己コントロール法の意味

　自己コントロール法とは、発作が起きたときに上手に乗り越えられるようにしたり、薬が効いてくるまでの間呼吸を楽にするための対処法です。

　発作が起きた時には、酸素の通り道である気管支が狭くなるために体内の酸素が足りなくなります。溜まった痰を取りのぞいて気管支を拡張したり、呼吸の時に余分な筋肉を使って酸素の消費量を増やすことなく、横隔膜を使った腹式呼吸で効率よく酸素を取り入れることが必要になります。

　また発作時には呼吸が荒くなり身体の水分が失われるので、さらに痰がはがれにくくなります。水分を補給することが大切です。冷水浴も交感神経を刺激して収縮した気管支を拡張するのに効果があります。

　これは、しっかりと指導を受けてから取り組む必要がありますが、軽い発作の場合には吸入や発作止めを使う前に試してみると効果が実感できると思います。

Ⅳ 運動誘発ぜん息

　運動誘発ぜん息とは、運動をすると一時的に気管支が収縮し、呼吸が苦しくなる現象のことです。この時には呼吸機能も低下し、ヒューヒューと喘鳴が出てきますが、早めに呼吸を整えれば長く続くことは滅多になく、ほとんどの場合は5分～10分で治まります。
　この現象に影響を与えるものはさまざまなものがありますが、強い運動ほど起きやすいと言われています。また運動する際の温度や湿度が低い場合やぜん息が重い場合にも起きやすくなります。

家族や友だちの協力が大切

　運動誘発ぜん息があるために、運動に恐怖を抱き、運動に親しめず、運動に自信を無くす子どもも少なくありません。初めてのことや慣れないことを友だちの前でやることは一層運動に対する不安感や恐怖感を増長させます。
　無理のない運動から始めて、呼吸が苦しくなったら休む、休んで腹式呼吸をすれば楽になるという経験を自分のペースで繰り返すことが大切です。一人では続けることが難しいので、まず家族が楽しい雰囲気の中で実施してみてください。家族としての一体感を形成する良いチャンスにもなります。
　運動が楽しいと感じられるようになれば、自分から友だちと一緒に運動をするようになるでしょう。学校の先生や友だちにも協力をお願いしましょう。

ぜん息児が運動を好きでない（自信がない）理由

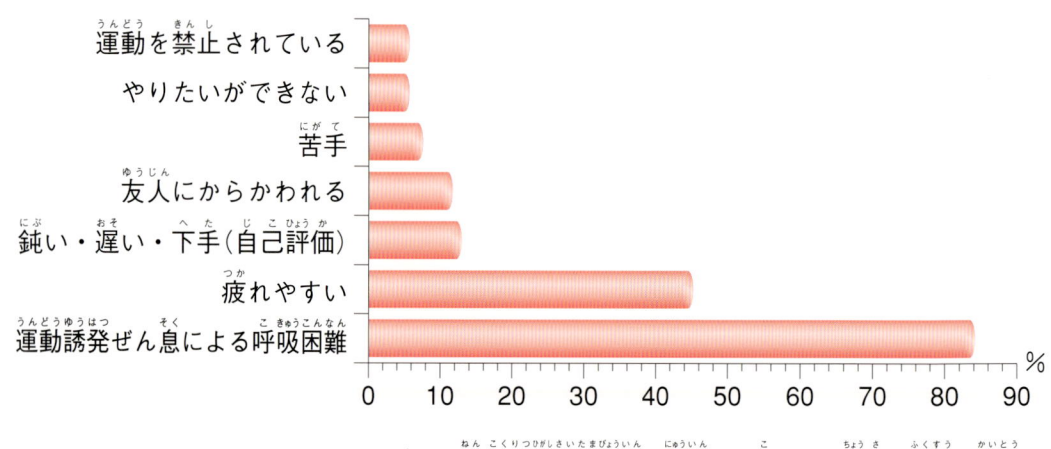

理由	%
運動を禁止されている	約5
やりたいができない	約7
苦手	約8
友人にからかわれる	約12
鈍い・遅い・下手（自己評価）	約13
疲れやすい	約45
運動誘発ぜん息による呼吸困難	約84

（1994年 国立東埼玉病院に入院した子どもの調査［複数の回答］）

1 運動誘発ぜん息のメカニズム

どうして運動をすると発作が起きるのか

　運動をすると、口や鼻から入った空気は気管支を通って肺に達します。肺は体内の炭酸ガスと、新鮮な空気中に含まれている酸素を入れ替える働きをします。

　力いっぱい運動をしても、炭酸ガスを体外に出し、酸素を取り込むことができるので運動を続けることができるのです。

　運動をした時には酸素をたくさん必要とするので、酸素を多く取り入れるために呼吸は速くなります。呼吸が速くなるということは、気管支を通る空気の流れも速くなるということです。

　呼吸が速くなると、外気が温められないままに気管支を通過します。すると体温より冷たい空気によって気管支粘膜の表面が冷やされてしまいます。冷やされると気管支粘膜にある、ある種の白血球が壊され、この中に含まれている物質が気管支を収縮させてしまうのです。

　また空気の速い流れによって粘膜の水分が失われて、そのために白血球が壊されるということも言われています。

運動誘発ぜん息のメカニズム

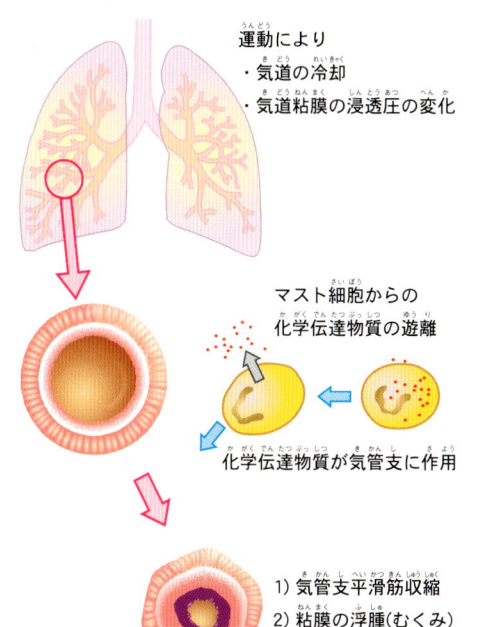

運動により
・気道の冷却
・気道粘膜の浸透圧の変化

マスト細胞からの化学伝達物質の遊離

化学伝達物質が気管支に作用

1) 気管支平滑筋収縮
2) 粘膜の浮腫(むくみ)
3) 分泌の亢進(喀痰)

呼吸機能の変動

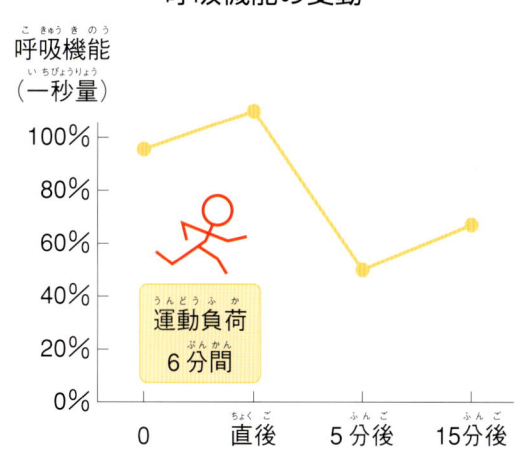

呼吸機能（一秒量）

運動負荷 6分間

0　直後　5分後　15分後

　運動によって起こる空気の速い流れが、気管支を収縮させてしまいます。気管支が収縮すると、呼吸機能が悪くなります。この呼吸機能のなかでも気管支の広さを反映するのが一秒量です。スパイロメーター（32頁写真参照）という呼吸機能を測定する器械に描き出されたカーブから得られた一秒量の値をグラフ化したものが呼吸機能の変動です。

小児気管支ぜん息

運動誘発ぜん息に影響を与える因子

A・運動の内容に関する因子
①ランニングは起きやすい。※水泳、散歩は起きにくい。
②激しい運動ほど起きやすい。
③6分前後の持続運動が最も強く起きやすい。

B・環境に関する因子
①日中は起きにくい。夜間は起きやすい。
②低温、低湿度の方が起きやすい。

C・子ども側の因子
①重症ほど起きやすい。
②発作が起きた後は起きやすい。
③一度起きると2時間くらいは起きないことがある（不応期）。
④運動を続けていると起きなくなる（トレーニング効果）。

D・薬剤の影響
①インタール、抗ロイコトリエン受容体拮抗薬は抑制する。
②吸入ステロイドは遅発型を抑制する。
③β刺激薬、テオフィリンは抑制する。

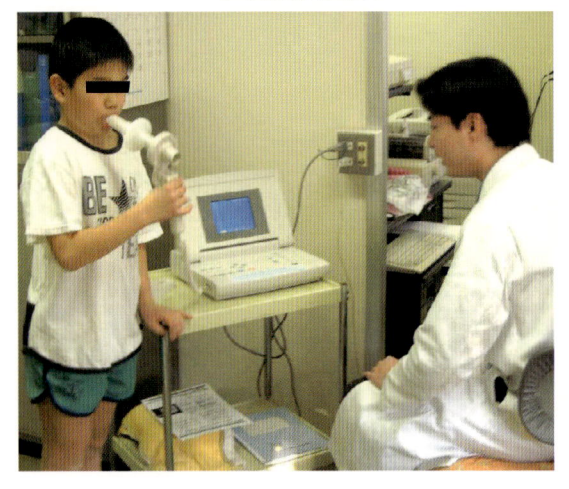

呼吸機能測定

運動負荷試験

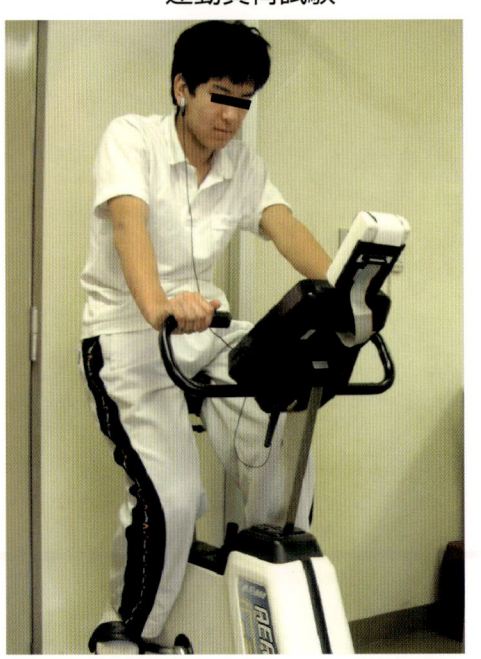

2 運動をする時の注意、予防法、対応法

Q1 運動に取り組む前に本人と周囲の人たち（家族、教師など）が理解しておくこと、周囲の人たちが協力すべきことは？

- A あらかじめ運動誘発ぜん息という現象についての特徴、予防法、対応法を理解したうえで、腹式呼吸法を練習しておきます。
- A 運動は個人の資格で参加し、苦しくなったらすぐに休む。駅伝などは避けた方がよいでしょう。
- A 運動を続けることで、運動誘発ぜん息は軽症化することを理解しておきましょう（トレーニング効果）。
- A 体調を崩した後は、しばらくの間、いつもより強く運動誘発ぜん息が起きることを知っておきましょう。
- A 発作がある場合でも、無理のない程度、または記録係、得点係など可能な役割で参加できるように配慮する。ただし強制をしてはいけません。

Q2 運動誘発ぜん息の予防法とはどのようなことでしょうか？

- A 準備運動を十分に行います（不応期を利用する）。
- A インターバルトレーニング※から始め、一度軽く運動誘発ぜん息を起こしておくことも有効です。一度軽い発作が起きるとその後2時間くらいは起きにくくなることが知られています。この現象を不応期といいます。
- A 本人に抵抗がなければマスクをして運動をすることも効果的です。
- A いつも運動誘発ぜん息が起きるときには……、
  - ▲ウォーキングから始め、慣れてきたらスピード、距離を増やしていきます。
  - ▲主治医と相談し、運動に慣れるまでは薬剤を使用することもあります。
- A 運動を始める前に薬剤を使用する方法もありますが、主治医とよく相談してください。いつまでも薬剤に頼るのではなく、トレーニング効果が出るまでの短期間にとどめる努力をするようにしましょう。

※**インターバルトレーニングとは**…運動中に時々呼吸を整える休みを入れながら参加する方法

小児気管支ぜん息

Q3 運動誘発ぜん息が起きた場合の対応を教えてください。

- Ⓐ 少しでも息苦しさを感じたら、早めに運動を一時中止し、呼吸を整えます（腹式呼吸を行う）。
- Ⓐ 息苦しさが落ち着いてきたら、徐々にゆっくりとした呼吸を心がけます。
- Ⓐ 10分間、腹式呼吸をしても落ち着かなければ、指導者に申し出て、他の対応を考えるようにします。
- Ⓐ 運動誘発ぜん息が落ち着いたら、みんなに合図してから運動に戻ります。合図の方法をあらかじめ決めておくとよいでしょう。

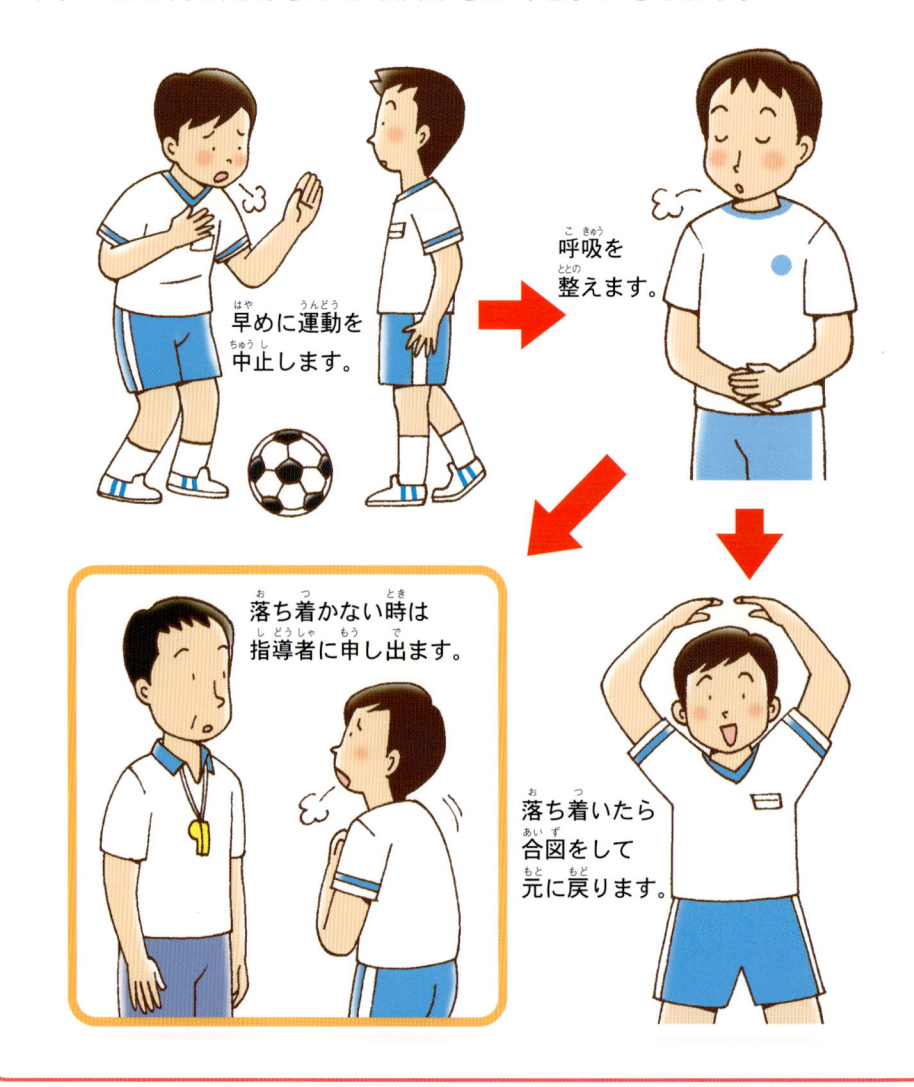

早めに運動を中止します。

呼吸を整えます。

落ち着かない時は指導者に申し出ます。

落ち着いたら合図をして元に戻ります。

小児気管支ぜん息

3 ランニングをする時の注意事項

◎ 呼吸を整えます。
◎ 足の動きに合わせて2回吸気、2回呼気を繰り返えします。
◎ 胸を張り、少し上体を前に傾ける。足を高く挙げます。
◎ 前足をもう1cm前に着地するように心がけます。
◎ 肘は軽く曲げ、前後に振ります（遠回りをしない、横に振らない）。

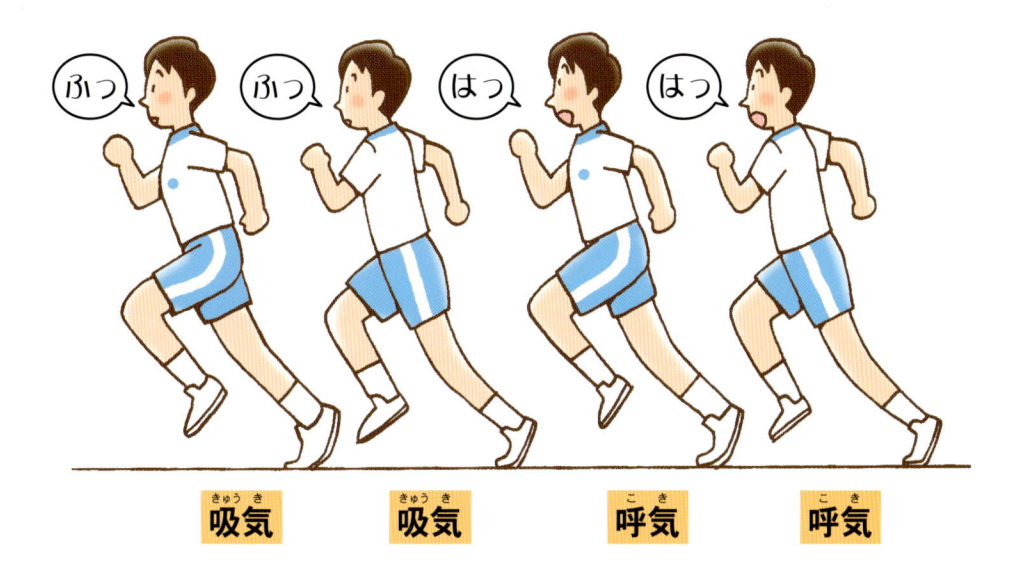

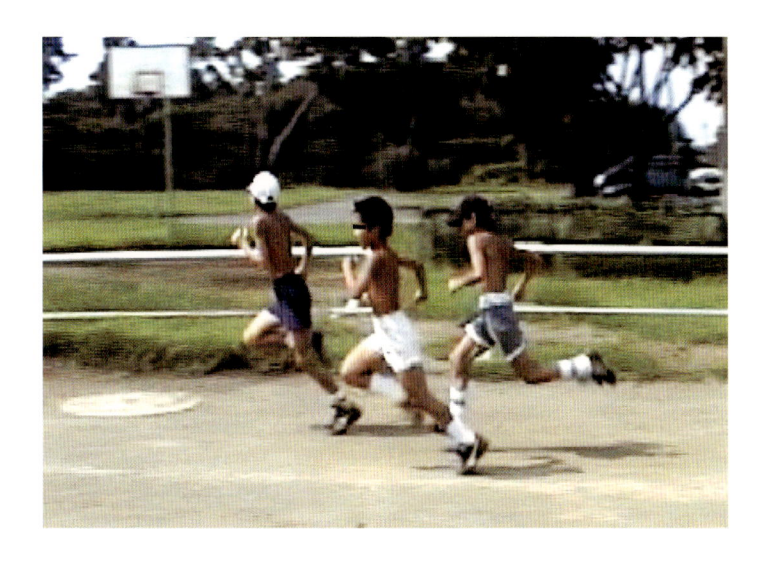

ふっ　ふっ　はっ　はっ

吸気　吸気　呼気　呼気

小児気管支ぜん息

Ⅴ 鍛錬の内容

　ぜん息の鍛錬は健康を回復することを主眼とし、さらに健全な成長、発達に必要な適度な刺激を与えることにあります。
　鍛錬には、自律神経の調整を図るための、規則正しい生活習慣の習得と適度な運動などがあります。この項では腹式呼吸、冷水浴、冷水摩擦、腹筋運動、背筋運動の実際を紹介します。

1　腹式呼吸の意義と練習方法

発作時の自己コントロールに役立つ腹式呼吸

　発作が起きた時には気管支が収縮して狭くなっているので、息を吐く時に空気が出ていかず肺に古い空気（二酸化炭素）が溜まってしまいます。何とかして古い空気を追い出し、新しい酸素をたくさん取り入れなければなりません。そこでまず腹筋を使って腹圧を高め、溜まった古い空気を追い出します。次にお腹をふくらませるようにして息を吸うと横隔膜が働いて、追い出された古い空気のスペースに新しい酸素を含んだ空気が入ってきます。
　腹式呼吸法は、発作時の自己コントロールや運動誘発ぜん息の時に役立つものですから習得しておきましょう。

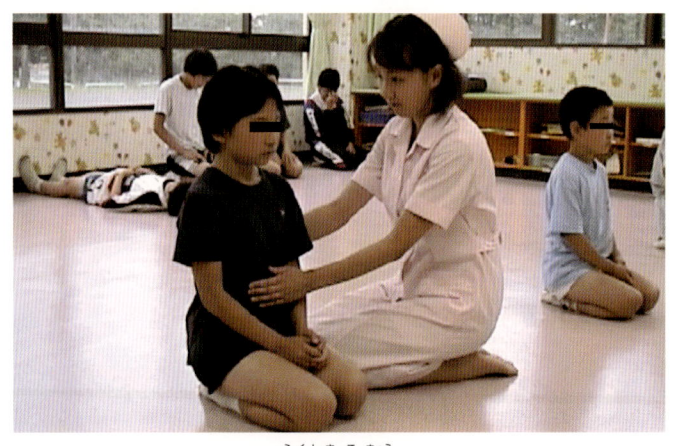

腹式呼吸

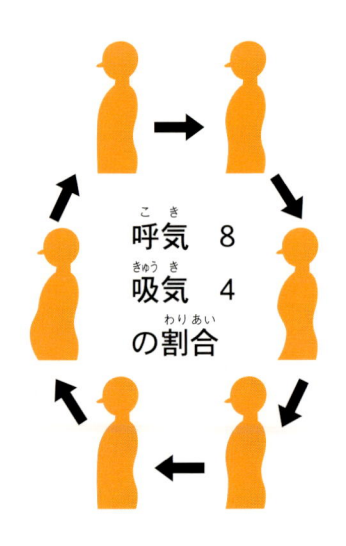

呼気　8
吸気　4
の割合

腹式呼吸の練習方法

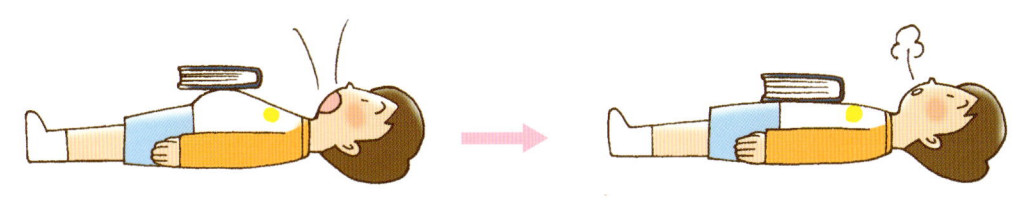

1) 仰臥位になる
　　吸気でおなかを出っ張らせます。　→　呼気でおなかを引っ込ませます。
　　（おなかに手を置いて確認、お腹に本を乗せて練習。）

　　息を吸う時にお腹を出っ張らせる。　　　息を吐く時にお腹をへこませる。

2) 座位になる ─ おなかの動かし方を確認
　　胸が動かないようにします。
　　肩が上がらないようにします。
　　息を吐く時には口をすぼめ、肺内の空気をゆっくり全部出し切ります（背中が丸くならないようにします）。
　　息を吸う時には、おなかを出っ張らせ、短時間で十分に吸います。

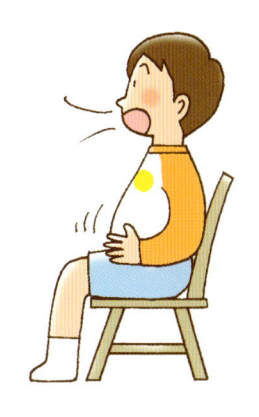

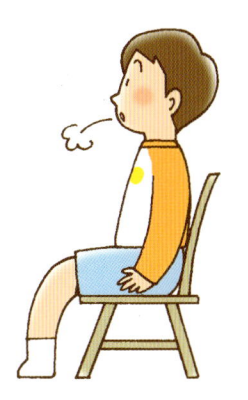

3) 忘れたら、仰臥位に戻り、練習を繰り返します。
4) 運動誘発ぜん息の時に応用できるようにします。

② 腹筋運動・背筋運動の方法

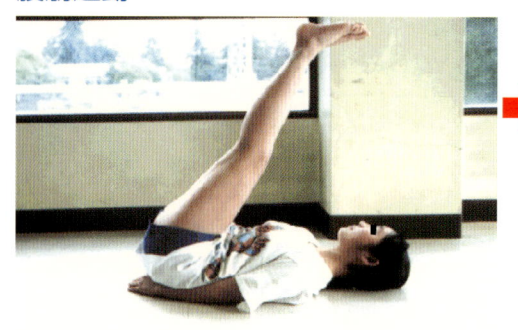

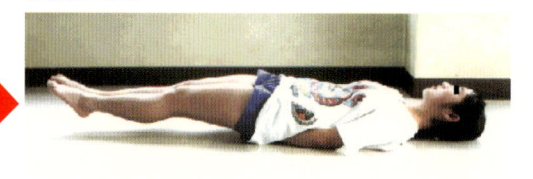

腹筋運動

腹筋運動

腹筋運動は仰向けに寝て、脚を垂直になるまで上げ、床に着きそうになるまで下げます。

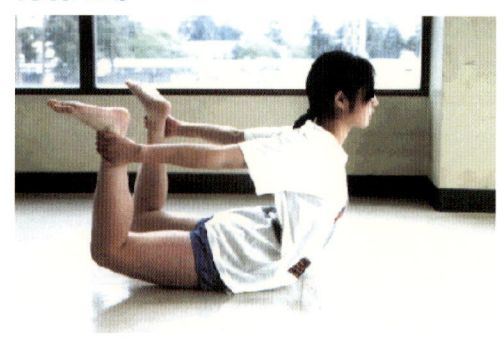

背筋運動

背筋運動はうつ伏せになり、上体を反らします。慣れるまでは足首を持つとよいでしょう。

③ 皮膚の鍛練

　冷水浴や冷水摩擦は皮膚を刺激することにより、自律神経の働きを調整させようとする鍛練です。また、薄着、適度な日光浴も皮膚の鍛練になります。
　アトピー性皮膚炎や皮膚の病気がある時は、こする冷水摩擦より、冷水浴の方がよいでしょう。

冷水浴

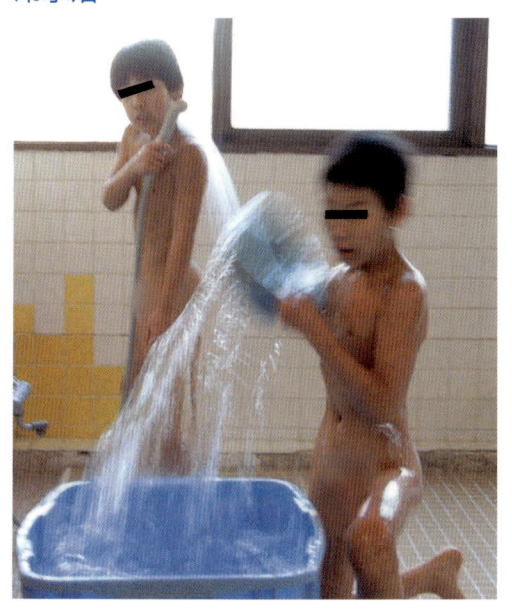

手順
1) 水道水を洗面器に10杯、肩から全身にかけます（シャワーでもよい）。慣れるまではお湯を加え、少し冷たいと感じる程度の温度で結構です。できれば最後に膝の上あたりからの下半身にはお湯を止め水道水をかけます。

冷水摩擦の方法

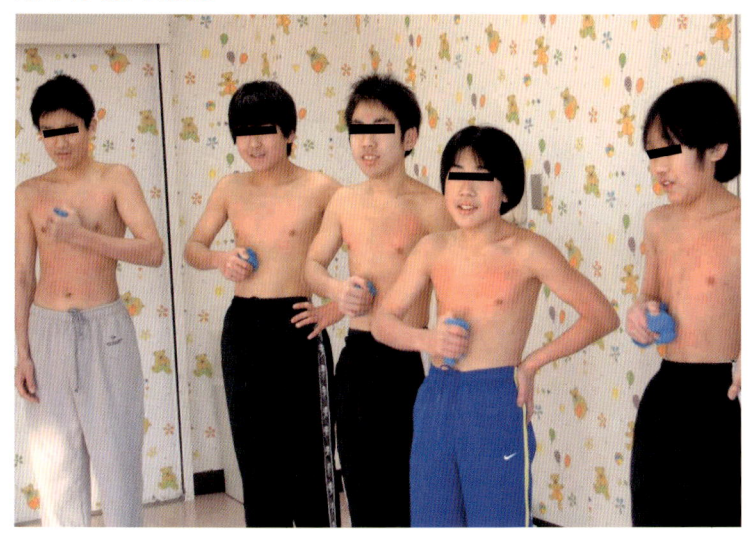

手順
1) 冷水摩擦はタオルを濡らし、上半身がうっすら赤くなるくらいまで、胸、腹、側腹部、背中、腰、くび、腕を摩擦します。
2) 乳児、幼児には、母親がハンドマッサージをします（最後に濡れたタオルで1回拭いてあげる）。
3) 水では冷たいと思われる場合はお湯で濡らしたタオルでも構いません。摩擦すればどちらも温かく感じます。

小児気管支ぜん息

4　鍛練による効果

1：気道過敏性の改善

アセチルコリン閾値(※)の推移

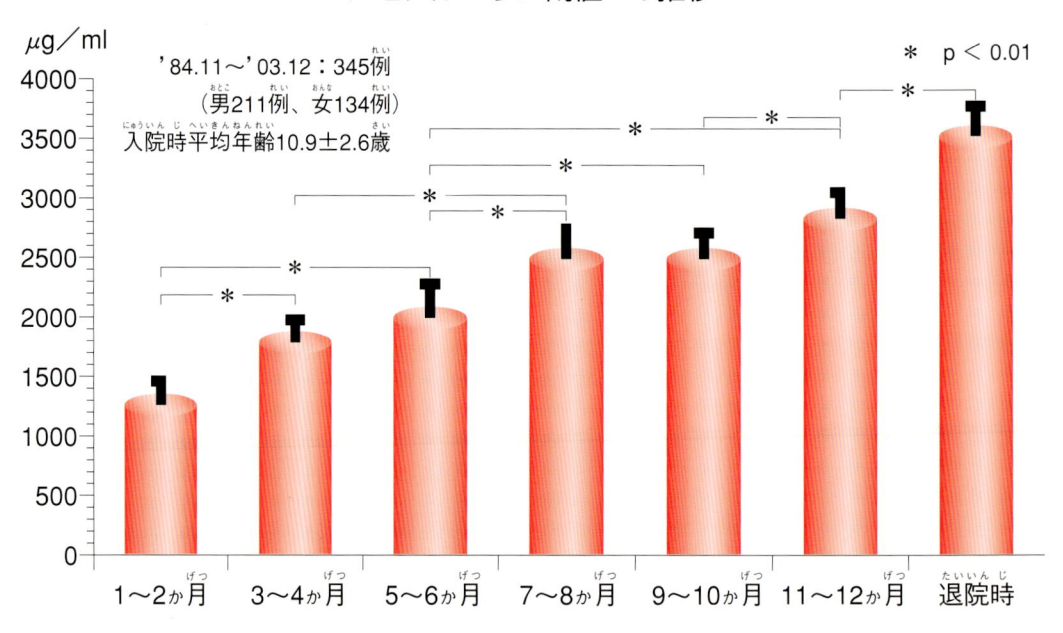

μg／ml

'84.11〜'03.12：345例
（男211例、女134例）
入院時平均年齢10.9±2.6歳

＊　p＜0.01

横軸：1〜2か月、3〜4か月、5〜6か月、7〜8か月、9〜10か月、11〜12か月、退院時

運動誘発ぜん息の推移

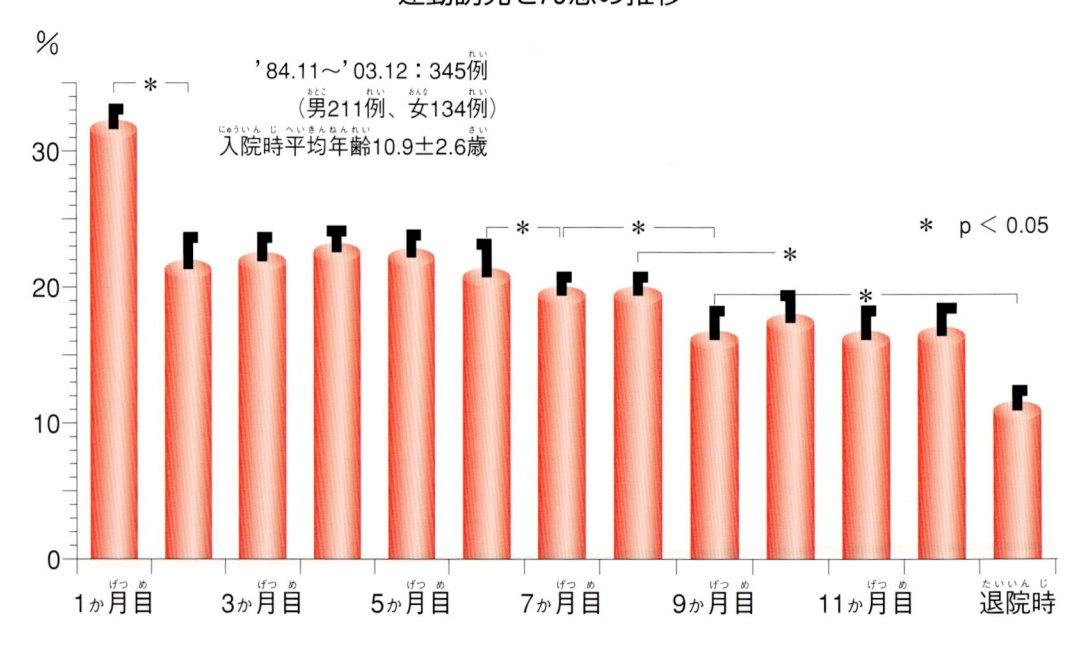

％

'84.11〜'03.12：345例
（男211例、女134例）
入院時平均年齢10.9±2.6歳

＊　p＜0.05

横軸：1か月目、3か月目、5か月目、7か月目、9か月目、11か月目、退院時

40

※アセチルコリン閾値とは

- 運動誘発ぜん息は、気管支の敏感さを示すひとつの指標です。気管支が敏感なために運動をすると呼吸が苦しくなるのです。気管支の敏感さを確かめる方法として、アセチルコリンという薬を使います。この薬を患者さんに薄い濃度からだんだん濃い濃度で吸入してもらいます。

  この薬は気管支を刺激するものですから、気管支が敏感でない人には何の反応も示しません。しかし、ぜん息を起こす人は気管支が敏感なのでアセチルコリンを吸入すると、それが刺激になって気管支が収縮を起こします。収縮が起きると呼吸機能が低下します。気管支を収縮させ、呼吸機能を低下させるような薬の濃度を閾値と呼びます。

- 運動誘発ぜん息が軽減したり、アセチルコリン閾値が高くなるということは、気管支の敏感さがとれてきたということを表しています。

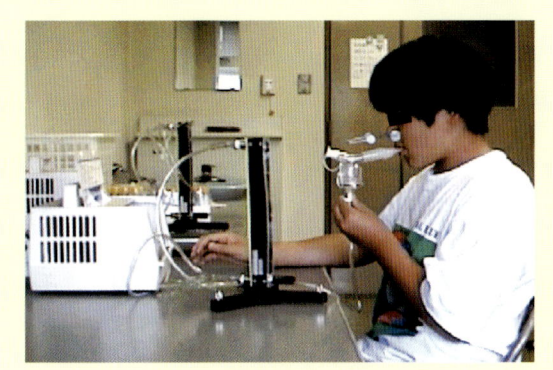

アセチルコリン吸入試験

2：運動能力の向上

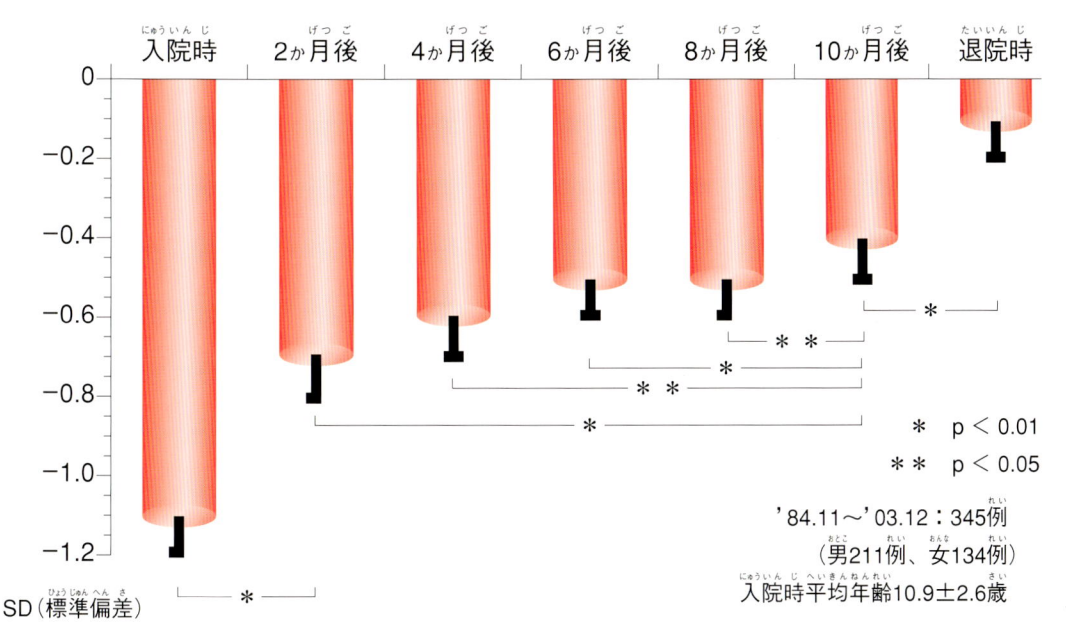

50m走の推移（埼玉県平均値との比較）

入院時、2か月後、4か月後、6か月後、8か月後、10か月後、退院時

$*$ $p < 0.01$
$**$ $p < 0.05$

'84.11～'03.12：345例
（男211例、女134例）
入院時平均年齢10.9±2.6歳

SD（標準偏差）

小児気管支ぜん息

持久走の推移(埼玉県平均値との比較)

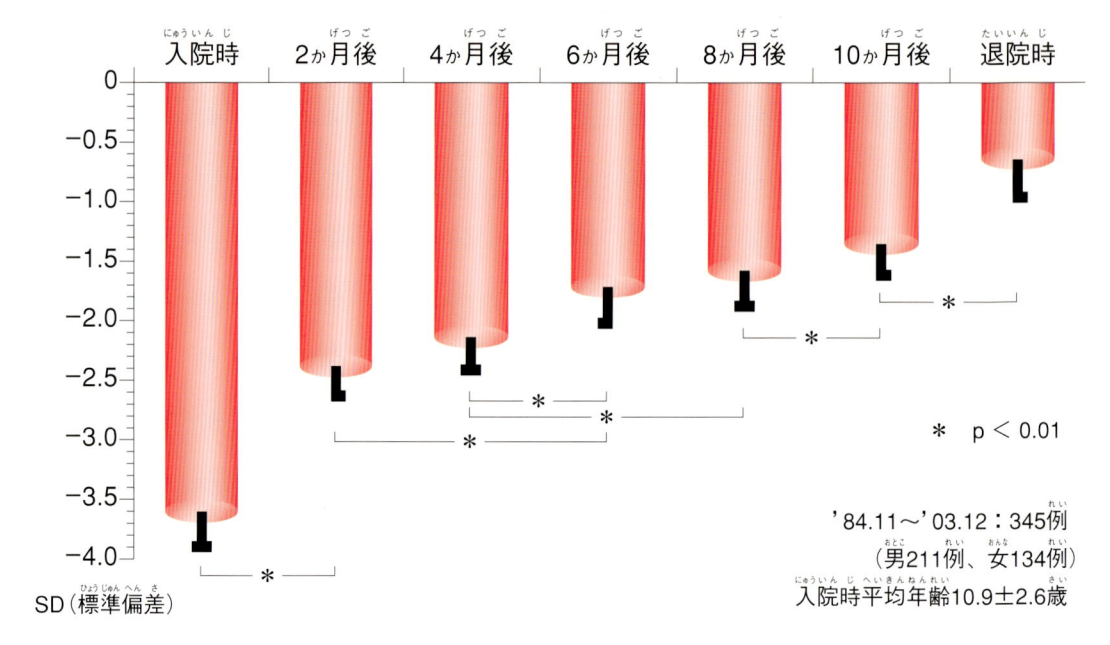

入院時　2か月後　4か月後　6か月後　8か月後　10か月後　退院時

* p＜0.01

SD(標準偏差)

'84.11～'03.12：345例
(男211例、女134例)
入院時平均年齢10.9±2.6歳

3：自覚症状の改善
鍛練をすることにより自覚症状は改善する

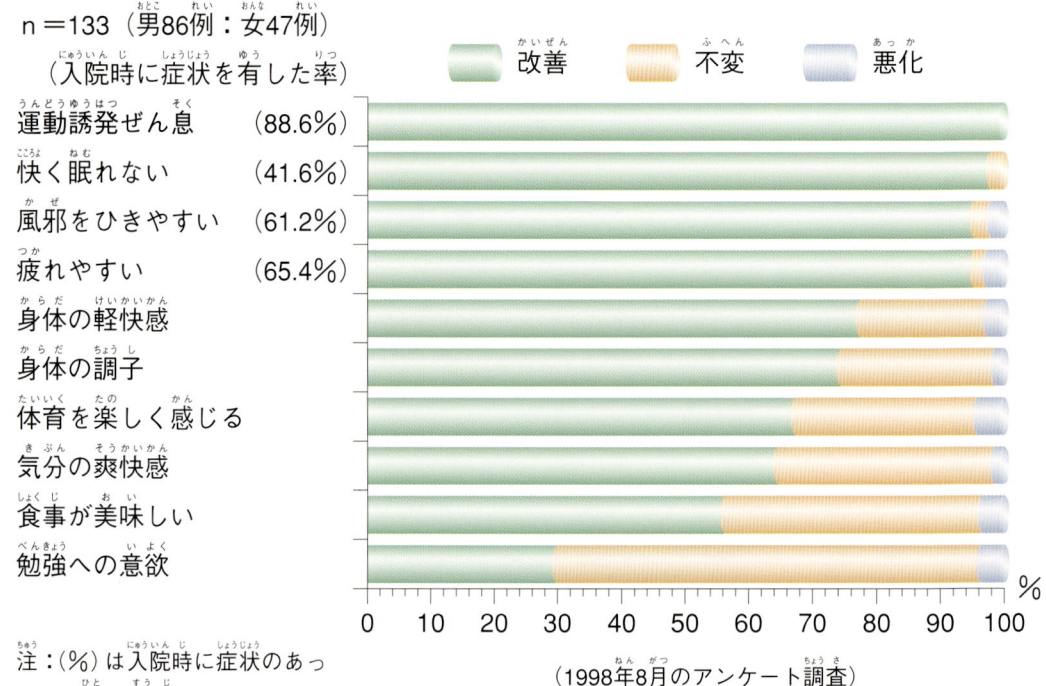

n＝133(男86例：女47例)
(入院時に症状を有した率)

改善　不変　悪化

- 運動誘発ぜん息　(88.6％)
- 快く眠れない　(41.6％)
- 風邪をひきやすい　(61.2％)
- 疲れやすい　(65.4％)
- 身体の軽快感
- 身体の調子
- 体育を楽しく感じる
- 気分の爽快感
- 食事が美味しい
- 勉強への意欲

(1998年8月のアンケート調査)

注：(％)は入院時に症状のあった人の数字です。それを100％としてどれくらい改善したかを図にしています。

(40頁～42頁のデータ：国立東埼玉病院に入院した子どもの調査結果総計)

Ⅵ 周囲の大人が子どもにかかわる時の基本的な姿勢

　ぜん息児の生活の質を高め、自信を持たせるためには保護者や教師など、子どもと直接かかわり合う大人の姿勢が重要になります。
　そのうえで患児本人が留意し、努力することに対して温かく支援していくことが大切です。

支援の具体的内容

1. 「感じる力、考える力、判断する力、意志を持つこと、行動すること」ができるように支援します。

2. 「してみせて、言って聞かせて、してもらい、努力を評価」することを忘れない。そのために、試行錯誤、切磋琢磨の機会を奪わないことが大切です。
信頼関係ができていなければ、どんなことを言っても相手は聞き入れません。

3. 失敗しても批判をしないで、常に勇気づけます。
「なぜできなかった」と過去に焦点を当てず、「どうしたらできるようになるだろう」と未来に焦点を当てることが大切です。

4. 試みが成功しなかった場合には、努力が足りなかったのではなく、方法が間違っていたと考え、ともに他の方法を考える姿勢を持つようにします。

5. 「〜しなさい」「〜させました」はスーパーバイズではないので言わないようにします。

6. 「だめ」「がんばれ」「早く」という言葉を使わないようにします。

7. 成果を「ほめず」に、課題に取り組む姿勢を「評価」します。

8. 「人に迷惑をかけること」、「自分や人を傷つけること」は社会に適応しないことを学ばせます。

小児気管支ぜん息

1 家族が気遣い、努力して欲しいこと

◎ アレルゲンの整備をします。
◎ 家族関係の調整をします。
◎ 逞しくなるような援助をします。
　★ガミガミ言うことはかえって逆効果になります。
　★楽しく鍛練できるような雰囲気づくりを工夫しましょう。
　★保護者自身が自分の言動を振りかえってみましょう。
　★試行錯誤、切磋琢磨の機会を奪わないようにします。
　★家事に積極的に参加させましょう（家事の役割分担を決めるとよい）。
　★子ども自身の言動を振りかえる時間を持たせるようにするとよいでしょう。
◎ 学校との連絡を緊密にします。
　当然のことながら、主治医との意志の疎通も密にすることが大事です。

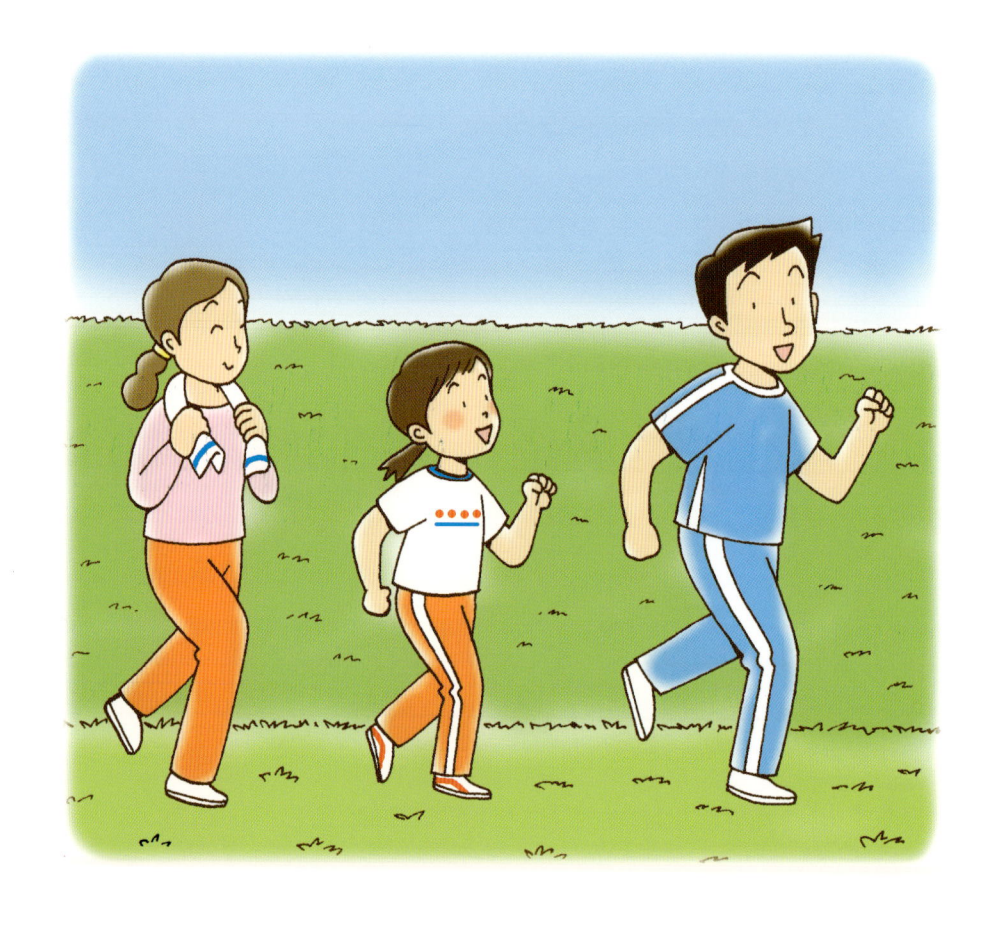

2 本人が留意すること、努力して欲しいこと

◎ ぜん息、運動誘発ぜん息を理解し、身体を鍛え、気道過敏性を改善させましょう。
◎ 生活習慣を見直し、改善することにより、病気を治す力を高めましょう。
◎ 自分には何が必要かを考え、つらくても実行できるようにしましょう。
◎ 効果的に努力するために、行動をする前に心構えを確認してから実行に移すようにしましょう。
（何のためにするのか、どんな準備が必要か、注意することは何か、など。）
◎ 試行錯誤、切磋琢磨し、1日の自分の行動や目標を振りかえる時間を持ちましょう。
◎ 家族の一員、社会の一員として成長するために積極的に家事に参加しましょう。
◎ 自分勝手に薬を調整しないようにしましょう。
（ぜん息を侮らない。客観的判断のもとで治療する。）
◎ 定期的に受診し、検査結果や病状、生活状況を主治医とよく話し合うことが大切です。

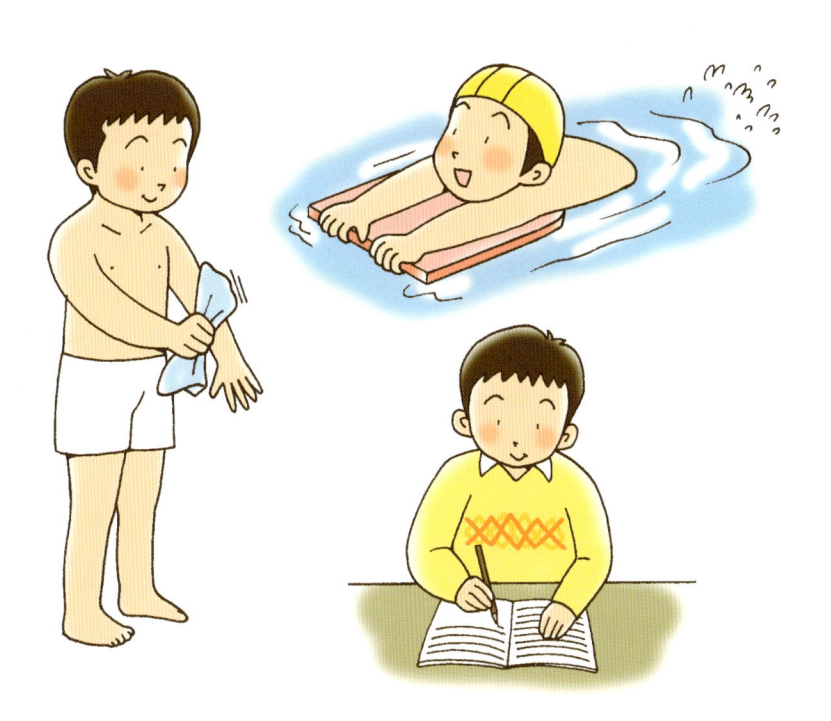

小児気管支ぜん息

Ⅶ 学校への連絡事項と対応

　保護者は、子どもの病状など必要な事項を担任、養護教諭らにきちんと伝え、日々の健康観察や発作時の対応を周知してもらうことが大切です。

学校に伝えておきたい内容　…その1…

★ 通院している医療機関と主治医の名前および連絡先。
★ どんな治療を受けているのか（内服薬も含めて）、学校にいる時の服薬の有無と飲み方など。
★ 学校行事への参加基準（主治医の判断、指示を伝える）。教育的配慮からできるだけ行事への参加ができるようにする。
★ 発作時の対応。
★ どんな時に発作が起こりやすいか。
★ 発作が起きた時の緊急連絡先（必ず連絡がとれる方法）など。

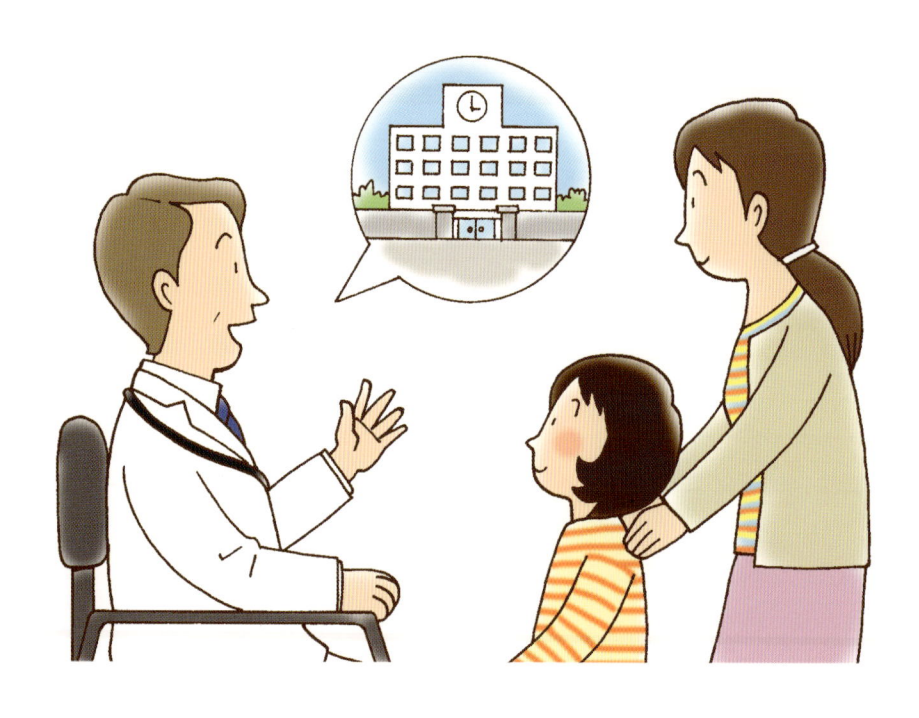

学校に伝えておきたい内容　…その2…

発作が起きていない時学校で配慮すること

- ★ 体育の授業の時 ➡ ★ 運動誘発ぜん息を理解してもらう。
- ★ 化学の授業の時 ➡ ★ 刺激臭を排除してもらう。
- ★ 薬剤使用の時（服薬、吸入など）➡ ★ 他の児童、生徒の目に触れないような配慮。
- ★ 給食の時 ➡ ★ 食物アレルギーで制限食が必要な場合。
- ★ 校外学習の時 ➡ ★ できるだけ参加の方向で主治医、学校医、引率教師など関係者と検討する。
- ★ 定期的な受診について ➡ ★ 病状のコントロールに定期受診が必要なことを受け入れる。

発作時の対応　★ 後述（50頁参照）。

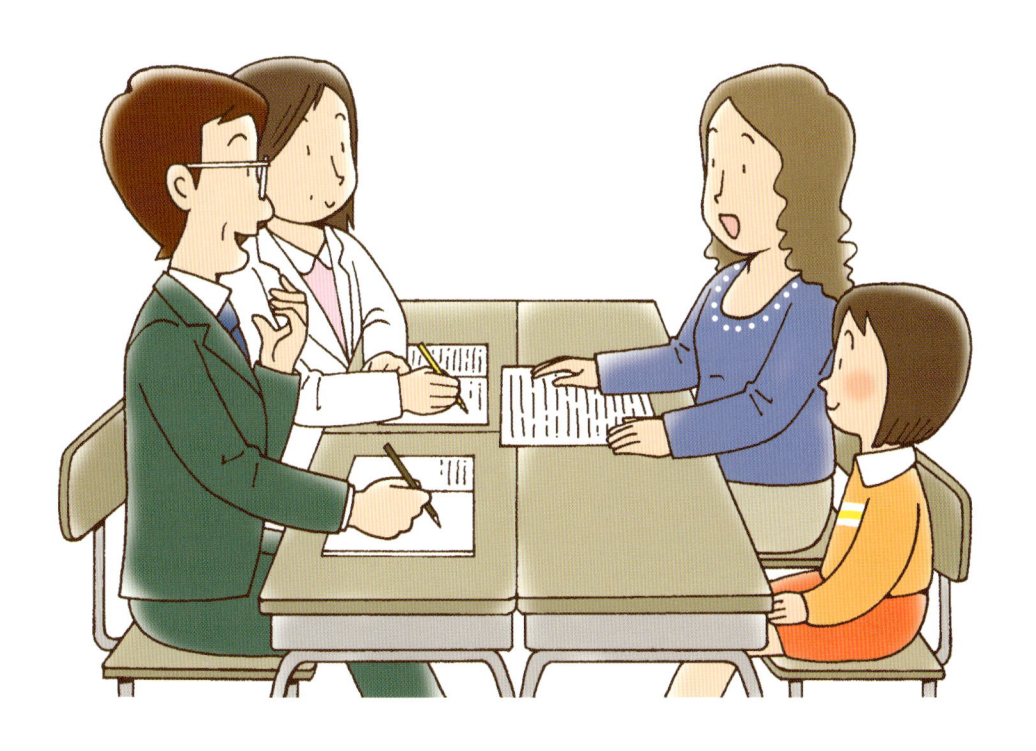

学校が具体的に配慮する主な内容

1 運動誘発ぜん息を未然に防ぐために・・・指導者へのお願い
（a）準備運動を十分に行ってください。
（b）始めはインターバルトレーニングを行ってください。
（c）呼吸を整えながら走るように指導をしてください。
（d）いつも発作が起きる時には主治医に連絡してください。対応を検討します。

2 運動誘発ぜん息発作が起きたら・・・
（a）早めに呼吸を整え、排痰を行うように指導してください。
（b）普段練習をしている腹式呼吸を実行させてください。
　　（発作が落ち着くまでは短い呼吸、落ち着いたら徐々にゆっくりと。）
（c）発作が治まれば再び参加させてください。
（d）（a）～（c）の方法をとっても、10分経過して発作が落ち着かなければ対応を考慮してください（保健室へつれて行く、薬を使うなど）。

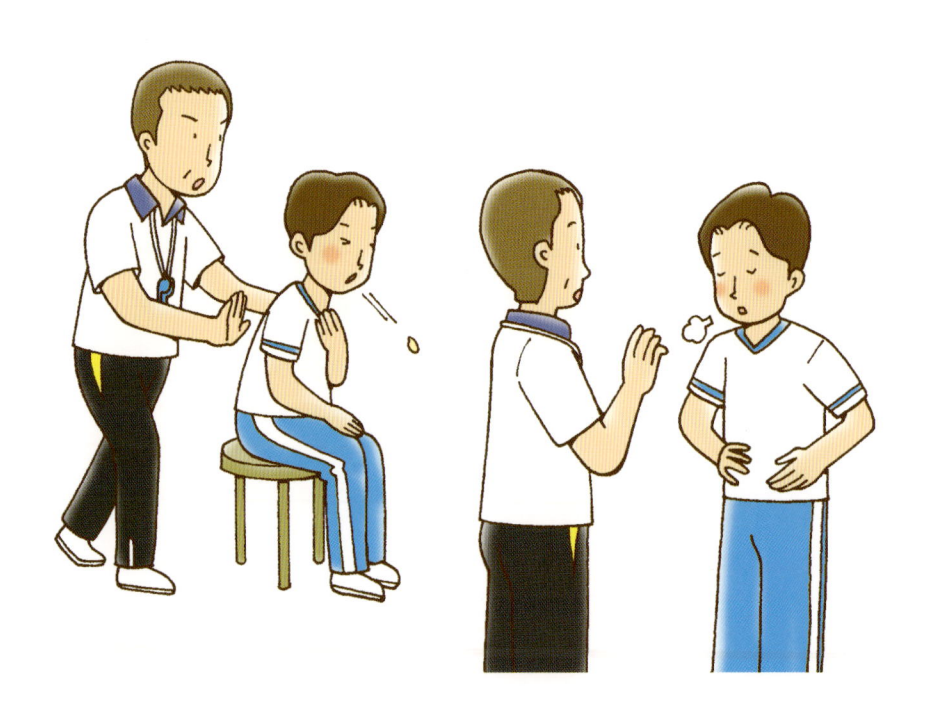

3　臭いのする刺激物への対応

（a）患児の前でたばこを吸わないでください。
（b）ヘアトニック、化粧品、香水などの臭いにも配慮してください。
（c）授業中は換気に配慮してください。
　　　例・理科の実験で刺激臭が発生する場合。
　　　　　工作などの授業で、接着剤などを使用する場合。
　　　　　マジックインキなどを使用する場合。
（d）キャンプファイヤーなどの際に、煙の風上に位置を確保できるようにしてください。

4　薬剤使用の際の対応

　できるだけ薬剤を学校で使用しなくても済むように、薬剤の調整を行っていますが、それでも学校で使用しなければならない場合があります。
　その際には、クラスメートの興味の眼差しから保護し、正しく薬剤が使用できるように保健室の利用などの配慮をお願いします。

5　特別食の際の給食への対応

　食物性のアレルゲンが発作を引き起こすことがあります。その場合は、その食物を含む食品を摂取しないように、主治医から指導されることがあります。
　その際には、"わがままで食べないのではない"こと、"代替食品はおいしくないがそれを食べなければならない"ことをクラスメートに理解してもらえるように指導をしてください。

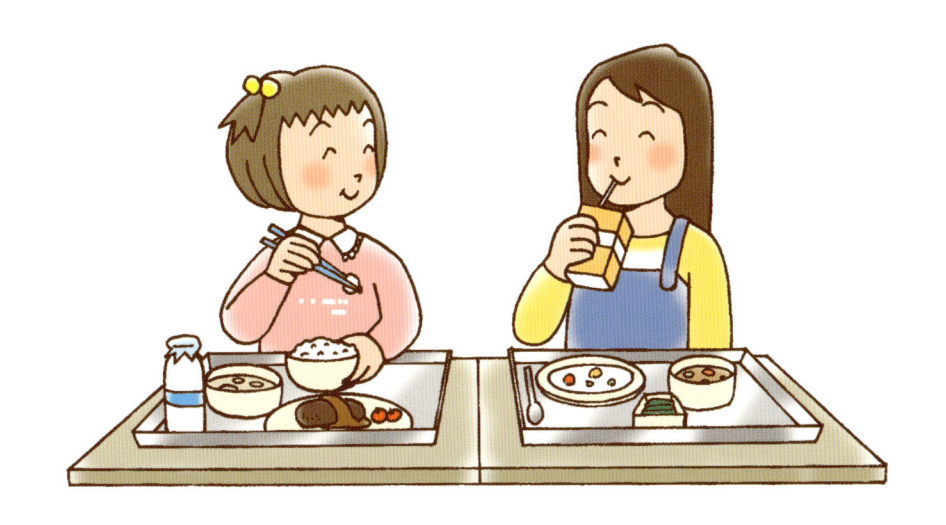

発作が起きた時の対応

　教師、指導者は発作の程度を客観的に把握するための症状を日頃から理解しておくことが大切です（26〜27頁の「ぜん息発作判定のめやす」を参照）。

　また、普段から、どのような症状が出現したら、どう対処するか本人、保護者、主治医、学校関係者があらかじめ話し合い、周知徹底しておくことも重要なことでしょう。こうしておくことで発作が起きた時、発作が治まらない時に双方が慌てずに冷静に対処できます。

小発作：普通に参加させてください。苦しければもう小発作ではありません。
運動誘発ぜん息が起きる可能性があります。

中発作：**それほど呼吸困難が強くない場合**
本人が希望すれば授業に普通に参加させてください。
呼吸困難の推移は教師がそれとなく観察を続けてください。
呼吸困難が強そうな場合
保健室で、自己コントロールをするか、服薬するように本人と話し合ってください。
呼吸困難が治まれば、再び授業に参加させてください。
治まりが悪ければ、家族に連絡をしてください。

大発作：この場合は直ちに家族に連絡をしてください。
なお必要なら病院を受診できるように配慮をしてください。
（主治医への連絡、救急車の手配など。）

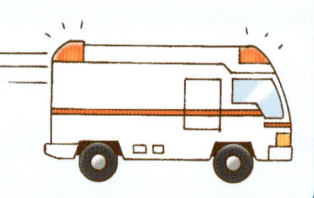

Q 保健室での酸素吸入は有効でしょうか？

A チアノーゼのみられる場合には必要となります。しかし酸素の吸入が必要な状態では医療機関での緊急の治療が必要です。ただちに医療機関で受診させてください。

Ⅷ 校外学習への対応

校外学習（宿泊行事も含む）に参加するかどうかは、まず、クラスメートと一緒に行動を共にすることができなかったことにより与える影響と、逆に、一緒に行動ができたことでその後に与える影響を考慮していただき、参加の方向で検討することをお願いします。

事前対策

関係者らの共通理解と協力態勢を整えることができれば、参加が可能になります。

本人・家族	・体調の調整を心がける。
医療サイド	・発作を予防する医療的努力をする（薬剤を調整する）。 ・使用薬剤を明記した紹介状を本人に持たせる。
学校サイド	・宿泊施設への掃除の依頼、救急病院の確認。
その他	・食事メニューにアレルゲンとして問題になるものがある場合には、主治医に相談する。 ・友人の前で薬剤を使用することに抵抗がある場合には、あらかじめ引率の教師に依頼する、など。

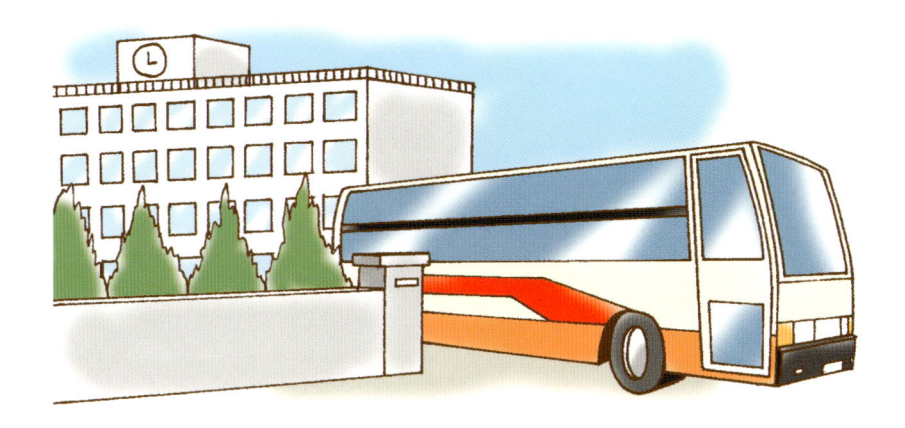

小児気管支ぜん息

宿泊行事

- もみがら、そばがらの枕を使用しない。パイプ枕などを持参する。
- 枕投げや布団の上で飛び跳ねたりしない（ほこりが出るので避ける）。
- 硫黄など刺激臭のある温泉で（刺激臭のない温泉でも）違和感がある場合は入浴を避けた方が無難。
- 発作が十分にコントロールされていない場合には、硫黄など有毒ガスを含む噴出物を出している山への登山は控える。その際は、級友らが下山してくるまで、ふもとで教師が付き添うなどの配慮があれば理想的。

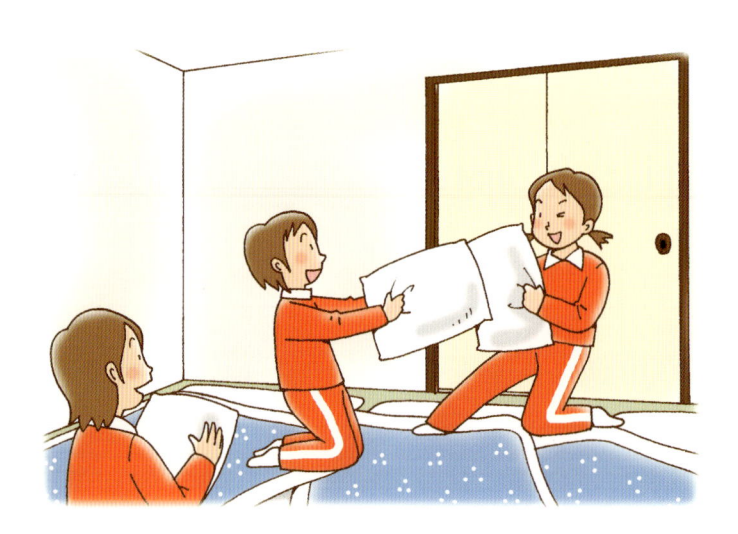

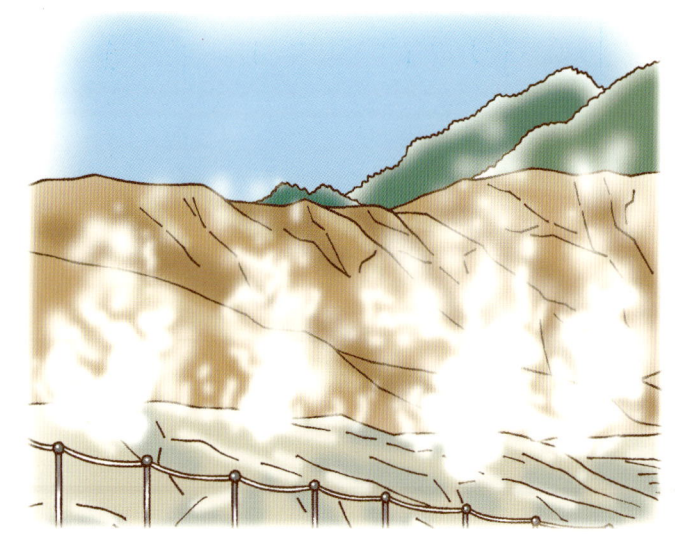

IX 家庭で用いるぜん息薬の働きと副作用

　ぜん息治療薬には、発作を抑制させるために長期間予防的に使用するもの、発作が起きた時に一時的に使用するものに大別されます。薬剤には内服薬、吸入薬、貼付薬などがありますが、いずれも主治医の指示にしたがって使用し、勝手な判断で服薬量の増減をしたり、中止したりすることはしないようにしましょう。

長期管理薬

薬の分類	薬品名	商品名
抗アレルギー薬 気道に作用して、肥満細胞からの化学伝達物質の遊離を抑制し、アレルギー反応を抑えます。 　吸入－化学伝達物質遊離抑制薬 　副作用：ほとんど身体に吸収されませんが、咳嗽の誘発は起こりえます。	クロモグリク酸	インタール ※1, 2
経口－化学伝達物質遊離抑制薬	トラニラスト ペミロラストカリウム レピリナスト	リザベン（副作用：出血性膀胱炎） ペミラストン、アレギサール ロメット

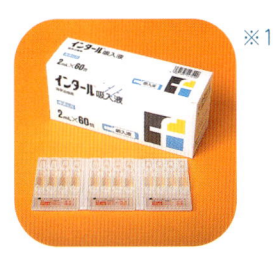

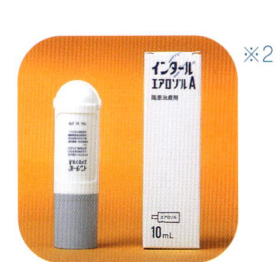

※1 インタール　吸入薬

※2 インタール　エアロゾル

小児気管支ぜん息

薬の分類	薬品名	商品名
抗アレルギー薬		
ヒスタミンH1拮抗薬 副作用：眠気（小児には比較的少ないといわれている）	フマル酸ケトチフェン 塩酸アゼラスチン オキサトミド メキタジン	ザジテン [※3] アゼプチン（副作用：味覚障害） セルテクト ゼスラン、ニポラジン
Th2サイトカイン阻害薬	トシル酸スプラタスト	アイピーディ
抗ロイコトリエン受容体拮抗薬	プランルカスト モンテルカスト	オノン [※4] シングレア　キプレス [※5]

[※3] ザジテン

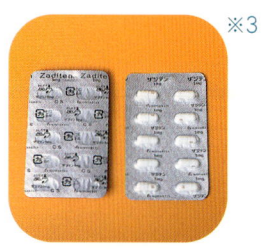

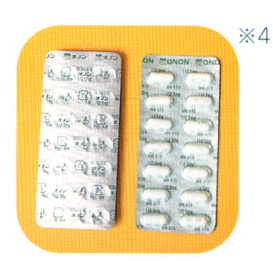

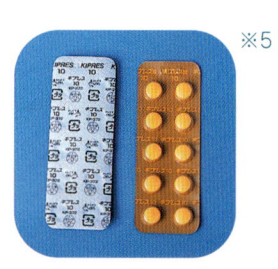

[※4] オノン

[※5] キプレス

薬の分類	薬品名	商品名
吸入ステロイド		
直接気道に作用し、アレルギー炎症を強力に抑制します。 副作用：全身的影響として、ＢＤＰ換算400μg／日を超える場合には成長抑制、副腎機能抑制が報告されています。 局所的影響として、咽喉刺激感、咳嗽、嗄声、咽喉にカビを生やすことがあるので、吸入後は必ずうがいが必要です。	ベクロメタゾン フルチカゾン ブデソニド	ベコタイド、アルデシン [※6] タウナス キュバール フルタイド [※7,8] パルミコート

54

小児気管支ぜん息

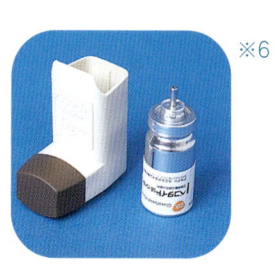

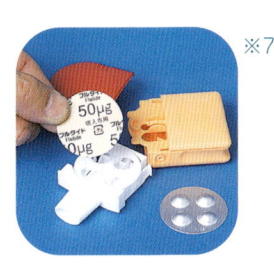

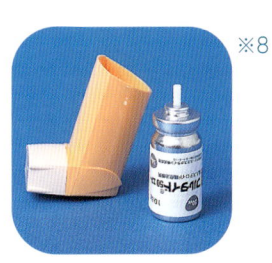

※6	※7	※8
ベコタイド	フルタイド	フルタイド

薬の分類	薬品名	商品名
テオフィリン徐放製剤 製造上の工夫によりゆっくり放出され、ぜん息症を持続して抑制します。 注意点：肝臓で代謝されますが、その速さは個人により異なり、また感染症の合併、食事内容により左右されるため、血中濃度の確認が必要となります。 副作用：悪心、嘔吐、興奮、食欲不振、血中濃度が高くなり過ぎると頻脈、不整脈、さらに高濃度になると痙攣を起こす危険があります。		テオドール、テオロング[※9] ユニフィル、スロービット[※10]

※9 テオドール

※10 ユニフィル

小児気管支ぜん息

薬の分類	薬品名	商品名
長時間作用型β2刺激薬 気管支拡張作用が長時間持続します。 注意点：単独では用いず、必ず他の抗炎症作用のある薬と併用する必要があります。 副作用：動悸、手の震え、頭痛。	サルメテロール	セレベント[※11]

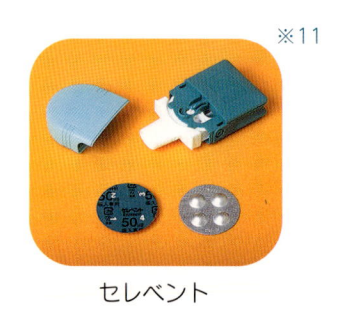

※11

セレベント

薬の分類	薬品名	商品名
貼付β2刺激薬 製造上の工夫により気管支拡張作用が長時間持続します。 副作用：動悸、手の震え、頭痛。	塩酸ツロブテロール	ホクナリンテープ

発作時使用薬

薬の分類		薬品名	商品名
短時間作用型β2刺激薬 発作の改善のために短期間用います。 注意点：吸入器で吸入する場合はインタールと併用または生理的食塩水に希釈して用います。 副作用：動悸、手の震え、頭痛。	吸入	塩酸プロカテロール 硫酸サルブタモール	※12、13 メプチン、メプチンエア ※14 ベネトリン、サルタノール

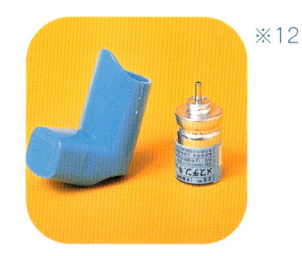

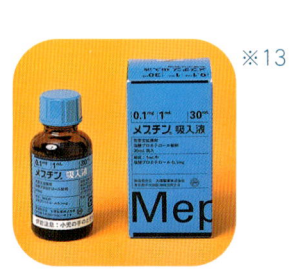

※12 メプチン　エアゾール
※13 メプチン吸入液
※14 ベネトリン吸入液

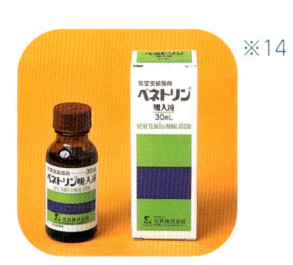

薬の分類		薬品名	商品名
短時間作用型β2刺激薬 副作用：動悸、手の震え、頭痛。	経口	塩酸プロカテロール 硫酸サルブタモール 硫酸テルブタリン 塩酸ツロブテロール 臭化水素酸フェノテロール フマル酸ホルモテロール 塩酸クレンブテロール	※15 メプチン、メプチンミニ ベネトリン※16 ブリカニール ホクナリン、ベラチン ベロテック アトック スピロペント※17

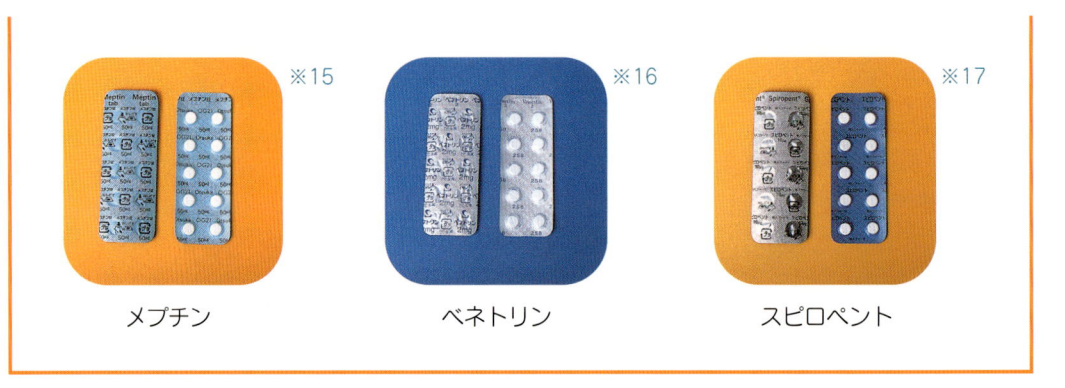

		※15			※16			※17
	メプチン			ベネトリン			スピロペント	

薬の分類	薬品名	商品名
テオフィリン薬 注意点：徐放性のテオフィリン薬を服用しているときには使用は控えましょう。 （血中濃度が高くなり過ぎてしまう危険がある）	アミノフィリン	ネオフィリン

副作用について：どのような薬でも、胃腸障害、肝障害などは起こりえますし、予期せぬ症状をおこすこともありますので、症状が出た場合は主治医に連絡しましょう。また、長期間薬剤を使用している場合には、定期的に検査を行う必要があります。

参考資料

国立　東埼玉病院での取り組み

喘息のお子さんに対して

Ⅰ．いわゆる鍛練指導
　　　規則正しい生活リズムを身につけてもらう
　　　適度な運動の習慣　（ＥＩＡの知識、対応法の習得）
　　　皮膚への刺激　　　（冷水浴、冷水摩擦、薄着、日光浴）
　　　呼吸排痰法の習得　（発作時の対応）
Ⅱ．客観的な評価
　　　運動時伴走し、フォーム点検、呼吸法、ペース配分指導、ＥＩＡへの対応トレーニング時タイムを表示、能力別グループ分けと入れ替え
　　　運動能力テストの実施、改善状況を体得
Ⅲ．心理的なアプローチ
　　　過信でない裏付けのある自信をもてるように、試行錯誤、切磋琢磨
　　　苦手を認識し、それに向かっていく力を身に付けてもらう
　　　耐性（嫌でもやり通す力、欲しくても我慢できる力）を身に付けてもらう
　　　（病棟での日常生活や、病棟での約束を通じて）→ 日記、面接
　　　相手の言い分を聞いた上で、自分の主張ができる力を身に付けてもらう
　　　（仲良し会議や、日常生活の中で）
Ⅳ．子ども会活動を通して自発性を獲得してもらう
　　　自分でできることは、自分でする。今できることを、あとに延ばさない習慣を
　　　係りの仕事を通して、責任の重さを理解してもらう → 班会議、一日の反省

保護者の方々に対して

Ⅰ．保護者会での勉強　　　（子ども、病気についての正しい理解）
Ⅱ．病棟行事を通しての交流　（家族間、他家族、スタッフ）
Ⅲ．カウンセリング　　　　（個人的問題の整理、確認、目標設定）
Ⅳ．体験宿泊　　　　　　　（日課を体験し、外泊時と比較、発作対処を実際に経験）
Ⅴ．体験外泊　　　　　　　（退院に向けての確認作業：患児、保護者とも）

国立　東埼玉病院喘息病棟日課

```
 5：55　起床
 6：00　検温、洗面
 6：15　朝のトレーニング
 7：10　冷水浴、冷水摩擦
 7：30　朝食
 8：30　登校
12：00　昼食
12：40　登校
14：30　下校後、課題への取り組み
16：10　夕方の鍛錬
　　　　仲良し会議
17：00　自習
18：00　夕食
18：30　入浴
19：45　一日の反省
21：00　就寝（消灯後 学習可）
```

○ 朝のトレーニング規定量
　Ａ：ランニング
　　小学1年：1000m
　　2〜4年：1500m
　　5〜6年：1800m
　　中学以上：2100m
　Ｂ：ダッシュ
　　40mダッシュを16本

○ 規定運動後はサッカーなどのレクリエーションを行う

○ 雨の場合はサーキット

○ 夕方の鍛錬
　　腹筋運動　　50回×2
　　背筋運動　　50回
　　腕立て伏せ　30回
　　腹式呼吸　　5分間

小児気管支ぜん息の長期管理に関する薬物療法プラン

年長児 6歳〜15歳

ステップ1 間欠型
発作に応じた薬物療法
抗アレルギー薬（考慮）

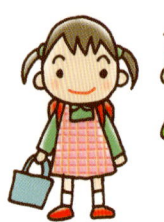

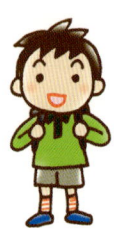

ステップ2 軽症持続型
- 吸入ステロイド薬（BDP換算〜200μg／日）*3

または、以下のいずれか、あるいは複数の併用
- 経口抗アレルギー薬 *1
- DSCG *2
- テオフィリン徐放製剤

ステップ3 中等症持続型
- 吸入ステロイド薬（BDP換算200〜400μg／日）*3

以下のいずれか併用（考慮）
- 経口抗アレルギー薬 *1
- DSCG *2
- テオフィリン徐放製剤

ステップ4 重症持続型
専門医のもと長期入院療法
経口ステロイド薬（隔日療法）
- 吸入ステロイド薬（BDP換算400〜800μg／日）*3

以下のいずれか併用
- ロイコトリエン受容体拮抗薬
- DSCG *2
- テオフィリン徐放製剤
- 長時間作用性β₂刺激薬 吸入・貼付 ── 4歳児以下には適用されない

*1：経口抗アレルギー薬：化学伝達物質遊離抑制薬、ヒスタミンH1拮抗薬、ロイコトリエン受容体拮抗薬、Th2サイトカイン阻害薬を含む
*2：DSCG吸入液と少量のβ₂刺激薬吸入液の混合療法を行う場合には、β₂刺激薬吸入薬は咳嗽、ぜん鳴などの症状が改善したら中止する
*3：吸入ステロイド薬の力価はCFC-BDP換算とする

幼児 2歳〜5歳

ステップ1 間欠型	発作に応じた薬物療法 抗アレルギー薬（考慮）
ステップ2 軽症持続型	以下のいずれか、あるいは併用 ・経口抗アレルギー薬 *1 ・DSCG＋β₂刺激薬（1日2回吸入） ・テオフィリン徐放製剤 *2 ・吸入ステロイド薬 *3（考慮）──── あくまでも選択肢の一つ 　（BDP換算〜200μg／日）
ステップ3 中等症持続型	吸入ステロイド薬 *3（BDP換算200〜300μg／日） 以下のいずれか併用（考慮） ・経口抗アレルギー薬 *1 ・DSCG＋β₂刺激薬（1日2回吸入） ・テオフィリン徐放製剤 *2 就寝前β₂刺激薬（貼付・経口）*4
ステップ4 重症持続型	吸入ステロイド薬 *3 *5（BDP換算300〜600μg／日） 以下のいずれか併用（考慮） ・ロイコトリエン受容体拮抗薬 ・DSCG＋β₂刺激薬（1日2回吸入） ・テオフィリン徐放製剤 *2 就寝前β₂刺激薬（貼付・経口）*4

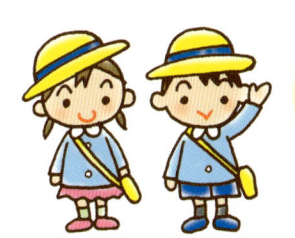

*1：経口抗アレルギー薬：化学伝達物質遊離抑制薬、ヒスタミンH1拮抗薬、ロイコトリエン受容体拮抗薬、Th2サイトカイン阻害薬を含む
*2：テオフィリン徐放製剤の使用にあたっては、けいれん、その他の副作用に注意する
*3：BDP（プロピオン酸ベクロメタゾン）はマスク付吸入補助具を用いて吸入する。吸入ステロイド薬の力価はOFC-BDP換算とする
*4：β₂刺激薬に関しては咳嗽、ぜん鳴などの症状が改善したら中止する
*5：ステップ4の治療で症状のコントロールができないものについては、専門医の管理のもとで経口ステロイド薬の投与を含む治療を行う

小児気管支ぜん息

乳児 2歳未満

ステップ1 間欠型	発作に応じた薬物療法 抗アレルギー薬（考慮）	
ステップ2 軽症持続型	経口抗アレルギー薬 以下の1つまたは複数の薬物の併用（考慮） ・DSCG＋β₂刺激薬（1日2回吸入） ・テオフィリン徐放製剤（血中濃度5～10μg/ml） ・吸入ステロイド薬（考慮）（BDP～100μg/日）	血中濃度を表記 あくまでも選択肢の一つ
ステップ3 中等症持続型	吸入ステロイド薬（BDP～200μg/日） 以下の1つまたは複数の併用（考慮） ・経口抗アレルギー薬 ・DSCG＋β₂刺激薬（1日2回吸入） ・テオフィリン徐放製剤（血中濃度5～10μg/ml） ・就寝前β₂刺激薬（経口・貼付）	吸入量は低め 血中濃度を表記
ステップ4 重症持続型	吸入ステロイド薬（BDP300～400μg/日） 以下の1つまたは複数の併用 ・ロイコトリエン受容体拮抗薬 ・DSCG＋β₂刺激薬（1日2回吸入） ・テオフィリン徐放製剤（血中濃度5～10μg/ml） ・就寝前β₂刺激薬（経口・貼付）	吸入量は低め

BDP：プロピオン酸ベクロメタゾン（マスク付き吸入補助具を用い吸入）。力価はCFC-BDP換算量とする
※テオフィリン徐放製剤の使用にあたってはけいれん、その他の副作用に注意する
※β₂刺激薬に関しては咳嗽、ぜん鳴などの症状が改善したら中止する
※ステップ4の治療で症状のコントロールができないものについては、専門医の管理のもとで経口ステロイド薬の投与を含む治療を行う

（日本小児アレルギー学会作成「小児気管支喘息治療・管理ガイドライン2002」より）

著者紹介

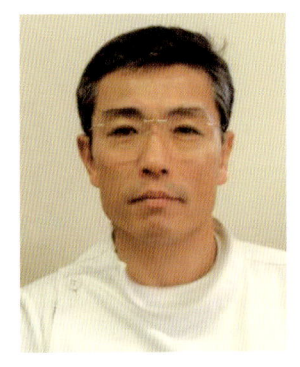

杉本　日出雄
（すぎもと　ひでお）

[略歴]　昭和47年3月　東京慈恵会医科大学卒業　同大学研修開始
　　　　昭和49年4月　同大学小児科学教室にて免疫・アレルギー学研究
　　　　　　　　　　班に所属
　　　　昭和53年4月　国立療養所東埼玉病院勤務
　　　　昭和54年　　　学位取得
　　　　昭和58年9月　国立療養所東埼玉病院小児科医長
　　　　平成15年3月　東京慈恵会医科大学小児科助教授

[資格]　小児科学会専門医、日本アレルギー学会認定指導医

企画・編集　松本美枝子　　　イラスト　中村光宏

小児気管支ぜん息 克服のポイントと具体的な支援方法を学ぶ

2004年4月1日第1刷発行

発　行　所　株式会社　少年写真新聞社　〒102-8232 東京都千代田区九段北1-9-12
　　　　　　　　　　　　　　　　　　　TEL 03-3264-2624　FAX 03-5276-7785
　　　　　　　　　　　　　　　　　　　URL　http://www.schoolpress.co.jp/

編集発行人　松本　照喜
印　　刷　　豊島印刷株式会社
© 2004 Shonen Shashin Shimbunsha Printed in Japan

無断複写・転載を禁じます。落丁・乱丁は、おとりかえいたします。